心活
XIN HUO

胡维勤 ◎ 著

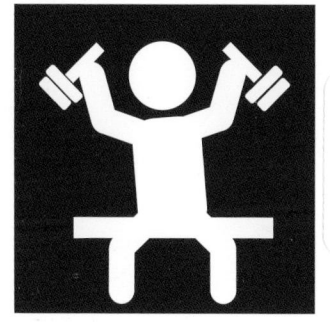

U0325214

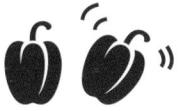

湖南科学技术出版社

图书在版编目（ＣＩＰ）数据

心活 / 胡维勤著 . — 长沙 ： 湖南科学技术出版社 , 2016.10
ISBN 978-7-5357-9102-3

Ⅰ . ①心… Ⅱ . ①胡… Ⅲ . ①心脏血管疾病－防治 Ⅳ . ①R54

中国版本图书馆 CIP 数据核字 (2016) 第 243424 号

心活

著　　者：胡维勤
责任编辑：黄柯华
出版发行：湖南科学技术出版社
社　　址：长沙市湘雅路 276 号
　　　　　http://www.hnstp.com
邮购联系：本社直销科　0731-84375808
印　　刷：深圳市雅佳图印刷有限公司
　　　　　（印装质量问题请直接与本厂联系）
厂　　址：深圳市龙岗区坂田大浦发村大发路 29 号 C 栋 1 楼
邮　　编：518000
版　　次：2017 年 1 月第 1 版第 1 次
开　　本：710mm×1000mm　1/16
印　　张：12
书　　号：ISBN 978-7-5357-9102-3
定　　价：39.80 元
（版权所有 · 翻印必究）

心血管健康是生命健康的重要组成部分，心血管失去活力时，就无法推动血液循环，让全身各处获得营养支持，从而保证人体正常的代谢，维持各项生理功能。

现代人生活压力很大，每个人几乎都背负着沉重的担子勉力前行。这些精神上、心理上的压力也会对心血管的健康造成不利的影响。长年累月得不到休息和放松，心血管极有可能发生器质性病变，"三高"（高血压、高血脂、高血糖）也容易找上门来。这也是患心血管疾病的人如此之多的原因之一。

高血压、高血脂、高血糖之间存在着千丝万缕的联系，它们往往同时存在，互为因果。"三高"本身也是心血管疾病的根源，它们能引起动脉粥样硬化，进一步导致冠心病、心肌梗死、心力衰竭等心血管疾病。这些疾病无一不对人体健康构成威胁。

基于此，本书从如何降低"三高"着手为您提供全面的维护心血管健康、保持心血管活力的知识和生活建议——包括有利于心血管健康的行为习惯、饮食原则和日常生活中的调养tips。不管年龄多大，我们都有有效的建议助您轻松拥有健康的心血管。特别值得一提的是，在我们为您提供的推荐食谱中附有二维码，扫码就可以看到菜品制作过程的视频，让您轻松掌握相应美食的烹饪方法。

不论您对心血管保健常识有多少了解，这样一本全面介绍如何降低"三高"、保持心血管健康的图书都能给您贴心和适当的建议。再忙也别忘了，健康的心血管对我们的美好生活至关重要。

CONTENTS

CONTENTS

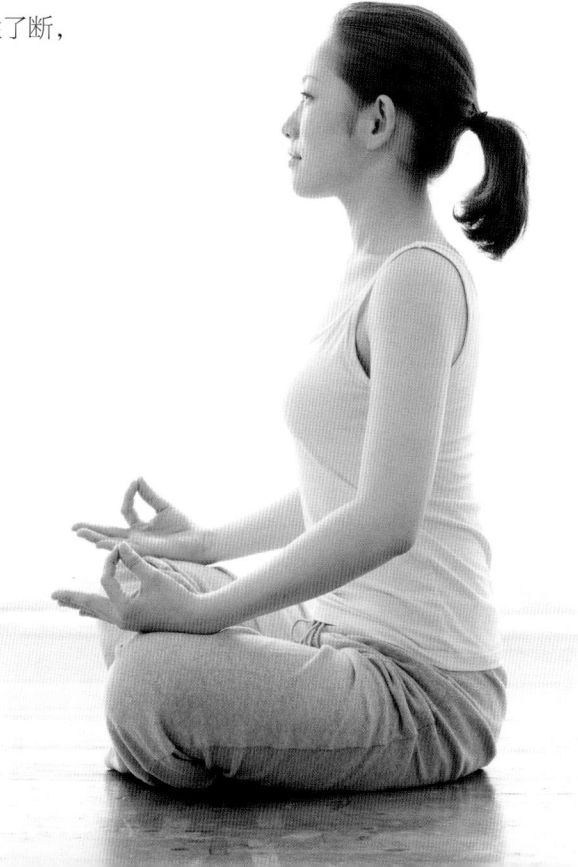

CONTENTS

PART 4

降脂"活"心
——为你的血管做清洁

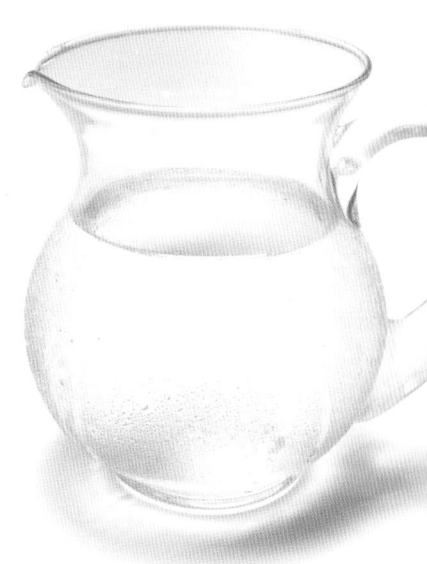

CONTENTS

PART 1

从"心"认识健康
——解读"三高"与心血管病

高血压、高血糖、高血脂被称为"三高",已经严重威胁到人类的健康,也是引发相关心血管病的重要致病性危险因素。因此,如何防控"三高",成为人们普遍关心的问题。首先,我们需要对"三高"和心血管疾病的关系有一个正确的认识。

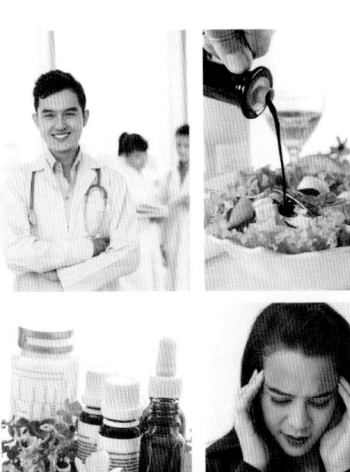

心脏，人体活动的引擎

心脏的解剖学特点

　　心脏，作为人体主要器官之一，具有特殊的结构和功能。心脏的结构与它的功能是互相适应的，在两者相互的协调下，心脏才能够进行正常的工作，保证人体血液循环的顺利进行。

心脏的位置

　　人的心脏位于胸腔内两肺之间，形状像个桃子，其大小近似人的拳头。

心脏的结构

　　心脏的外部有一层灰白色的薄膜，叫作心包。心包和心脏表面之间的空隙叫作心包腔，腔内有少许淡黄色液体，在心脏跳动时起润滑作用。

　　心脏的内部分为右心房、右心室、左心房和左心室四个腔室。心房位于心脏的上部，心室位于下部；两房之间以房间隔，两室之间以室间隔，而且左心房只和左心室相通，右心房只和右心室相通。心房和心室之间经房室口相通。右心房与上、下腔静脉相接，右心室发出肺动脉；左心房与肺静脉相接，左心室发出主动脉。

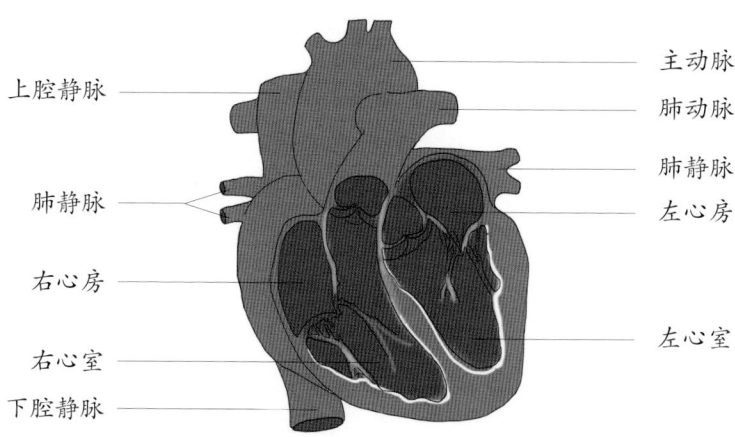

心脏内的血液流动方向

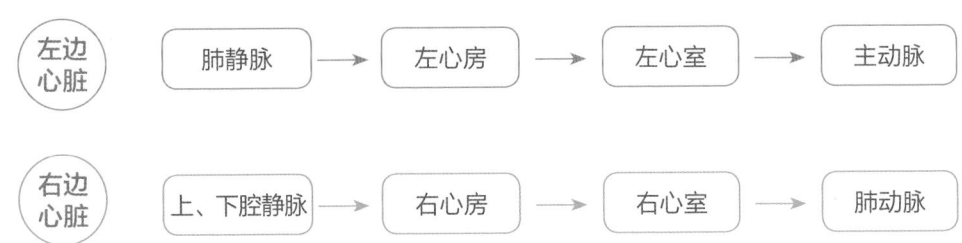

需注意的是，在心房与心室之间有只朝向心室方向的房室瓣，在心室与相连的动脉之间有只朝向动脉方向的动脉瓣。这样就保证了血液只能按照一定的方向流动，而不会发生倒流

心脏的
工作原理

心脏是血液循环的动力装置，心脏不断做收缩和舒张的交替活动，舒张时容纳静脉血返回心脏，收缩时把血液射入动脉。通过心脏的这种节律性活动以及由此而引起的瓣膜的规律性开启和关闭，推动血液沿单一方向循环流动。心脏的这种活动形式相当于两个泵，一个负责体循环，一个负责肺循环。由于两个泵不停工作提供的动力，血液才能不间断地从心脏流出，形成血液循环。

在心脏的泵血过程中，心室舒缩活动所引起的心室内压力的变化是促进血液流动的动力，而瓣膜的开放和关闭则决定着血流的方向。心房开始收缩之前，整个心脏处于舒张状态，心房、心室内压力都比较低，这时动脉瓣关闭。由于静脉血不断流入心房，心房内压力相对高于心室，房室瓣处于开启的状态，血液由心房流入心室，使心室充盈。当心房收缩时，心房容积减小，内压升高，再将其中的血液挤入心室，使心室充盈血量进一步增加。

随着血液的不断注入，心室内压逐渐升高，首先心室内血液推动房室瓣关闭，进一步则推开动脉瓣而射入动脉。心脏就这样不停地收缩和舒张，推动着血液在血管内循环流动，维持着人体各个器官的正常运转。

心脏的
功能

心脏是血液循环的动力器官，心脏的搏动推动着血液的流动。心脏的主要功能是推动血液流动，为组织、器官提供充足的氧和各种营养物质（如水、矿物质、葡萄糖、蛋白质、各种水溶性维生素等），并带走代谢的最终产物（如二氧化碳、尿素和尿酸等），使细胞维持正常的代谢和功能。同时，人体内分泌的各种激素和一些其他体液因素，也要通过血液循环将它们运送到靶细胞，实现机体的体液调节，维持机体内环境的相对恒定。此外，血液防卫功能的实现，以及体温相对恒定的调节，也都要依赖血液在血管内不断循环流动。

而在中医学中，心有"主神志"的作用，即主司人的精神、意志、思维及心理活动。心气充足，则人神志清晰、思维敏捷；若心气耗损，心阳不振，则易健忘失眠、反应迟钝、精神萎靡等。中医学认为，人体是一个有机的整体，五脏各司其职又互相影响。心在人体中起着主导作用，与其他脏腑相互协调又相互配合，共同维护人体正常的生命活动。

心与肺	心主血，肺主气。人体脏器组织机能活动的维持，依赖气血循环来输送养料。而血的正常运行虽然是心所主，但必须借助于肺气的推动，才能畅达全身。
心与脾	脾的运化功能需要心阳的推动，而心血的生成，又依赖于脾所运化的水谷精微。另外，心主血而脾统血，心的功能正常，脾才能更好地统摄血液。
心与肾	心主血，肾藏精，精和血都是维持人体生命活动的必要物质。精血之间可相互滋生、相互转化，血可以化而为精，精亦可化而为血。
心与肝	心是血液循环的中心，肝能贮藏血液。若心血旺盛，肝血也就充盈，则可以营养全身。如果血液不足，损耗过度，以致肝血亏虚，则易引发疾病。

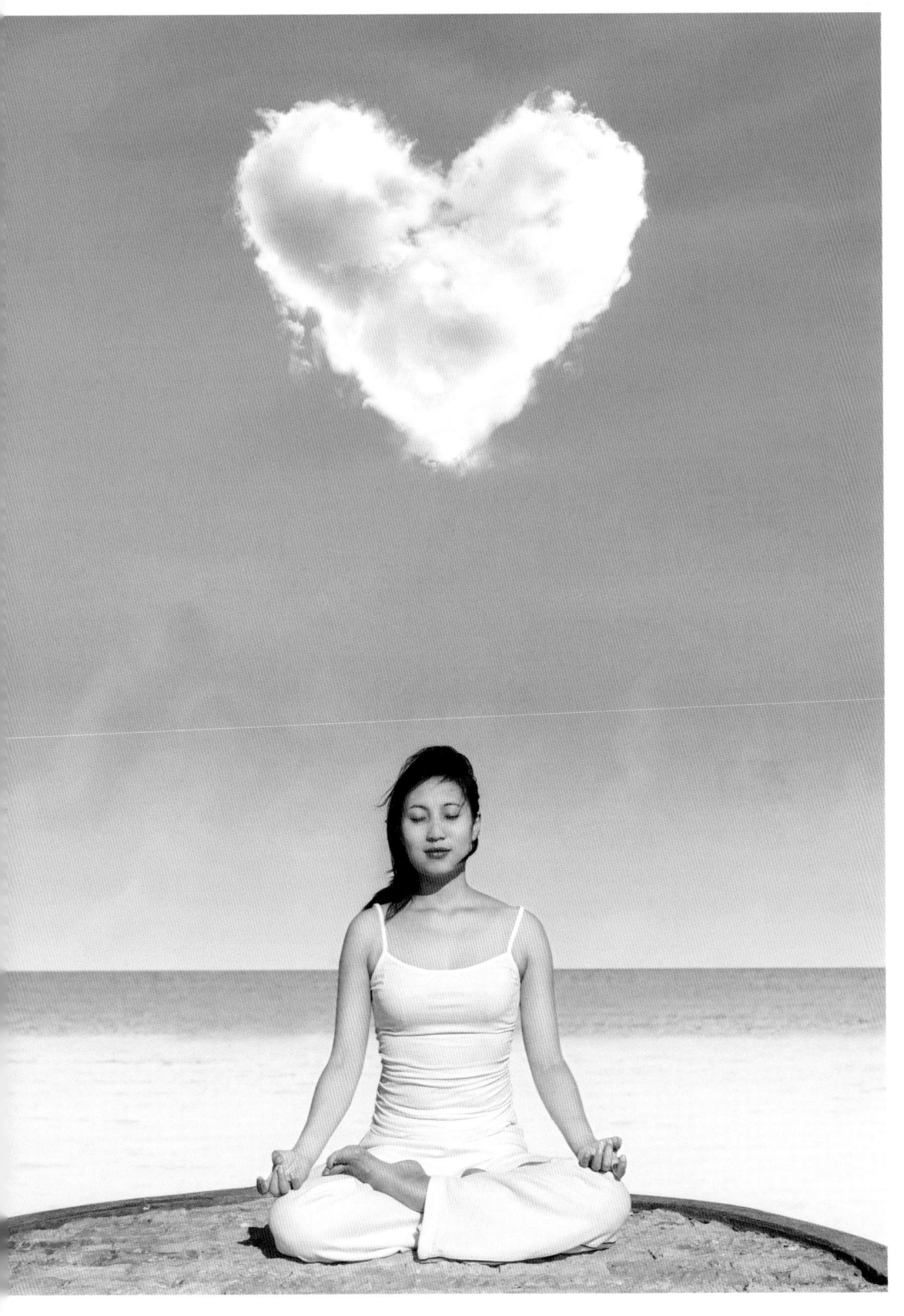

血管，人体养料的运输管道

了解
心血管系统

　　血管在人体内犹如蛛网般密集分布，它们与心脏串联，构成了一个四通八达的管道系统。血液就是在这个庞大紧密的系统中周而复始地流动，为人体各处送去养分，完成人体正常的血液循环，从而维持人体健康有序的生命活动。

心血管系统的构成

　　心血管系统由心脏、动脉、静脉和毛细血管组成。动脉是将血液从心脏输送到全身各处的血管，静脉是将血液输送回心脏的血管。大动脉从心脏发出后，进入各个组织、器官，并在此过程中逐渐变细，从大动脉分支为中动脉、小动脉和微动脉，最后分化为毛细血管。毛细血管汇合以后，从另一方向发出，进一步成为微静脉、小静脉，直至大静脉，最终以上腔静脉和下腔静脉返回心脏。

心血管系统的构成及功能

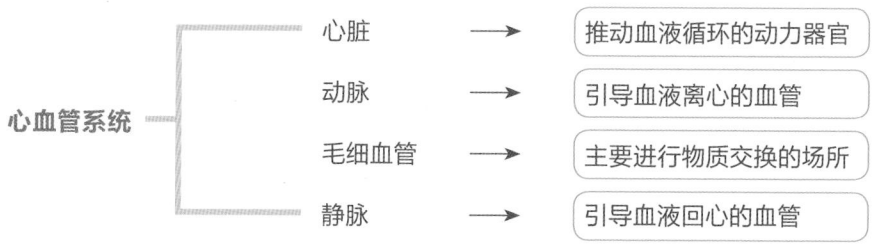

动脉、静脉、毛细血管特点比较

	弹性	管壁厚薄	管腔大小	血流速度
动脉	最大	最厚	较大	最快
静脉	较小	较薄	最大	较快
毛细血管	最小	最薄	最小	最慢

血液循环的作用与途径

在心血管系统中，心脏是动力器官，负责将血液推入血管；血管则是血液运输的通道，负责将血液输送至全身。心脏通过有节律性的收缩与舒张，推动血液在血管中按照一定的方向不停地循环流动的过程，称之为血液循环。

血液循环是机体极为重要的生理功能之一。通过血液循环，机体组织、器官工作所需的血量得到满足，从而保证机体内环境的相对恒定和新陈代谢的顺利进行。

根据人体血液循环途径的不同，可以将血液循环分为体循环和肺循环。体循环是心脏与全身各组织器官之间的血液循环，其功能是完成物质交换；肺循环是心脏与肺之间的血液循环，其功能是完成气体交换。

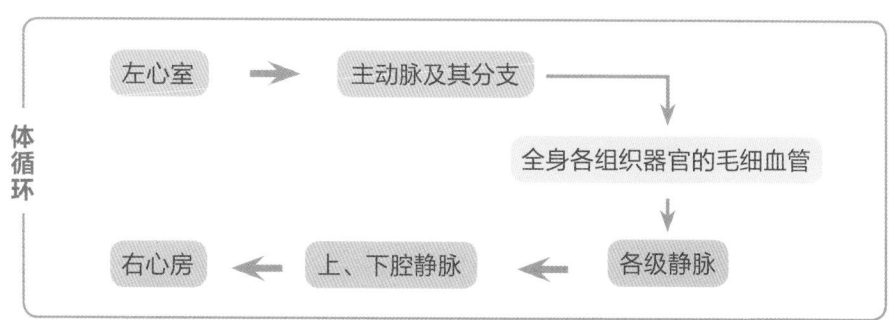

体循环的特点为流程长，流经范围广，以动脉血滋养全身各部，并将人体的代谢产物带走

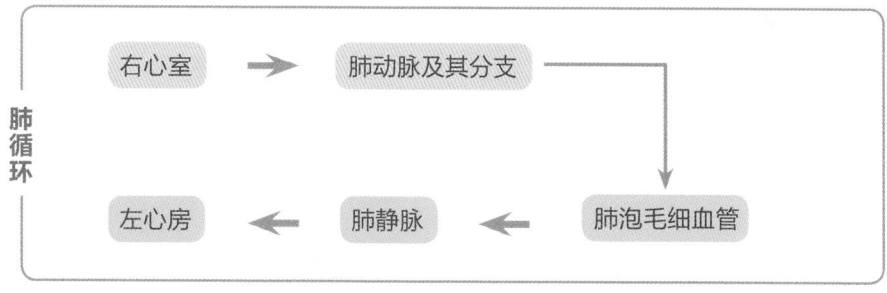

肺循环的特点为流程短，只流经肺部，能把含氧量较少的静脉血变为含氧量丰富的动脉血

血液，
心脏能源供给的保障

心脏是给全身提供能量的一个器官，通过周而复始的血液循环，让全身各处得到营养，促进人体的正常代谢，从而维持人的各项生理功能。那么，每天"辛勤"劳作的心脏，又是谁来给它提供能量、维持其正常功能呢？

血液是为心脏提供营养和能量，维持其正常运作的主要保障。血液由血浆和血细胞组成。在血浆中，除了含有大量水分以外，还含有无机盐、葡萄糖、纤维蛋白原、清蛋白、球蛋白、酶及各类营养物质。这些营养物质通过血液循环，不仅为全身各组织器官提供能量，也会通过冠脉循环营养心肌细胞，为心脏工作提供必需的动力。

心肌的血液供应来自于主动脉根部的左右冠状动脉，后经小动脉、毛细血管、小静脉，最后经冠状静脉窦或心前静脉进入右心房，完成冠脉循环。因此，冠脉循环是营养心脏本身血管系统（冠脉系统）的血液循环。冠状动脉血压较高，血流速度较快，循环路径短，所以冠脉的血液供应相当充分。冠脉循环的正常运转，保证了心脏能不停地泵血。

血压，
血液循环的原动力

在人体内，血液通过两条管道进行循环，一为肺循环，二为体循环。体循环和肺循环的完成，不仅要依靠心脏的泵血功能，还要保证两条循环管道中的各个部分的血液均处于压力之下，否则就不能形成血液循环。

这个可以推动血液在血管里流动，并且对血管壁产生单位面积侧压力的动力，就叫血压。由于血管分动脉、毛细血管和静脉，所以，也就有动脉血压、毛细血管血压和静脉血压之分。通常，动脉血压比静脉血压高得多，而医学意义上的"血压"指的是动脉血压。测量身体不同部位的血压，也会得到不同的测量数值。一般而言，动脉血压在离心脏最近的地方最高，沿着动脉的方向，离心脏越远，则血压数值越低。因此，在进行血压测量时，一般是在肘关节上方（此处的动脉称为肱动脉）进行检测。

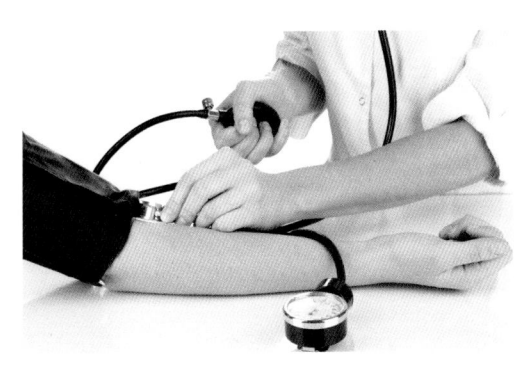

血糖，
身体活动的热量之源

血液中的糖分称为血糖，绝大多数情况下是指葡萄糖。糖分是人体的主要供能物质之一，对维持机体正常生理活动，尤其对维持神经系统的功能十分重要。人体中的血糖一般通过饮食获得。如淀粉类食物进入人体后，经消化分解为以葡萄糖为主的单糖，单糖经小肠吸收，一部分进入肝脏转化为肝糖原贮存起来，一部分进入血液成为血糖，血糖被运送到机体各处以满足代谢和功能活动。

血糖生成后，可在全身各组织细胞中被氧化分解成二氧化碳和水，同时释放出大量能量，满足机体活动所需。人体血糖浓度的稳定对于维持正常的新陈代谢十分重要，血糖过高、过低都会对人体产生不利影响。因此，保持正常的血糖浓度，以保证人体各种组织和器官的能量供应，进而维系生命活动的有序进行，意义十分重大。

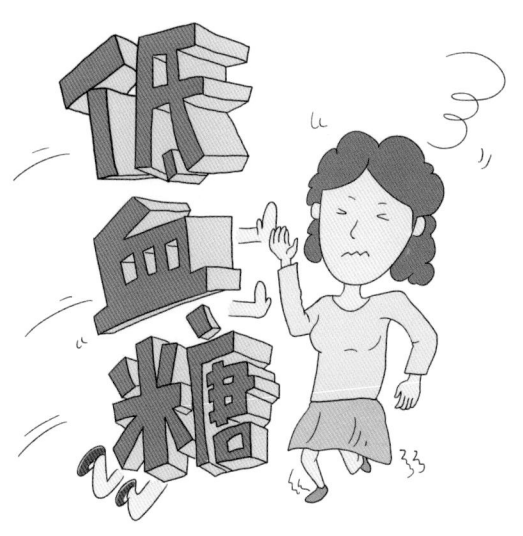

血脂，
被储藏起来的热量源

血脂是血浆中的中性脂肪（三酰甘油、胆固醇）和类脂（磷脂、糖脂、固醇、类固醇）的总称，广泛存在于人体中。它们是生命细胞基础代谢所必需的物质。

一般说来，血脂中的主要成分是三酰甘油和胆固醇，其中三酰甘油参与人体内能量代谢，而胆固醇则主要用于合成细胞浆膜、类固醇激素和胆汁酸。

血脂中的三酰甘油被称为机体的储能"大户"。当人体的基本"燃料"（糖类）耗尽时，三酰甘油就会开始发挥功效，为机体提供备用的能量。一般来说，人在空腹的时候，体内储存的脂肪氧化可为其供给50%以上的能量需要。同时，机体还可通过"燃烧"体内脂肪，为保证人体正常恒定的体温提供充足的热量。

"三高"，健康的杀手

别爬得太高，危险！

　　"三高"是高血压、高血糖、高血脂的总称。"三高"有发病率高、致残率高的特点，并且患者有年轻化的趋势。如今，"三高"已成为各类慢性疾病的罪魁祸首，严重威胁到人类的健康。

高血压

　　血压，分收缩压和舒张压两种。收缩压又称为高压，指心脏在收缩的时候，血液对血管壁所造成的压力；舒张压又称为低压，是指心脏在舒张的时候，血液对血管壁所造成的压力。

　　气候变化、饮食、精神压力、年龄、运动以及药物等都可能引起血压的波动。一般，清晨起床时，血压相对偏高。

　　正常的血压范围是收缩压90 ~ 140mmHg，舒张压60 ~ 90mmHg。高于这个范围就可能是高血压或临界高血压，低于这个范围就属于低血压。就高血压的诊断而言，单独一次的测量结果不能成为判断依据，需多次、定期测量。在未服用降压药物的情况下，非同日的3次测量测得的数值，都是收缩压大于等于140mmHg 和 / 或舒张压大于等于90mmHg，且身体出现不适或血管病变等情况，即可判定为患有高血压。

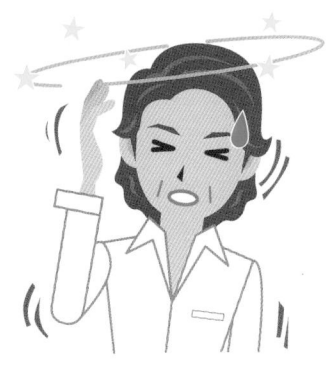

　　高血压在发病初期可能无症状或症状不明显，仅在劳累、精神紧张、情绪波动后发生头晕、心悸等症状，并在休息后恢复正常这使人往往忽视高血压的存在。随着病程延长，患者逐渐会出现头痛、头晕、注意力不集中、记忆力减退、肢体麻木、夜尿增多、心悸、胸闷、乏力等症状。当血压突然升高到一定程度时甚至会出现剧烈头痛、呕吐、心悸、眩晕等症状，严重时会有神志不清、抽搐表现，短期内还可能发生严重的心、脑、肾等器官的损害和病变。

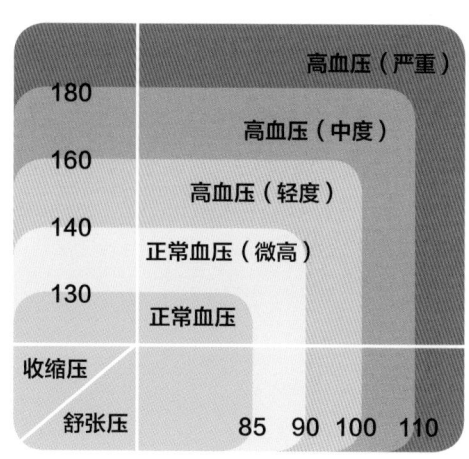

高血压危险度分级（单位：mmHg）

高血糖

高血糖，一般表现为机体血液中葡萄糖含量高于正常值。当人体血糖过高时，容易引发糖尿病。糖尿病的诊断指标有两个，一为空腹血糖，二为餐后2小时血糖。

糖尿病相关指标一览表

	空腹血糖（mmol/L）	餐后2小时血糖（mmol/L）
正常	3.9 ~ 6.1	≤ 7.8
糖尿病	≥ 7.0	≥ 11.1

糖尿病是一种慢性糖类代谢紊乱性疾病，其主要特征为胰岛素的供求不平衡，而造成血糖过高，甚至尿中有糖的现象。糖尿病还会导致人体的脂肪和蛋白质代谢异常。

糖尿病是威胁人类健康的十大杀手之一，它的可怕之处在于并发症。糖尿病会对肾脏、周围血管、心脑血管、神经系统等产生器质性损害，引起一系列并发症。而此类并发症多为慢性疾病，往往难以彻底治愈，且具有极高的致死率与致残率。

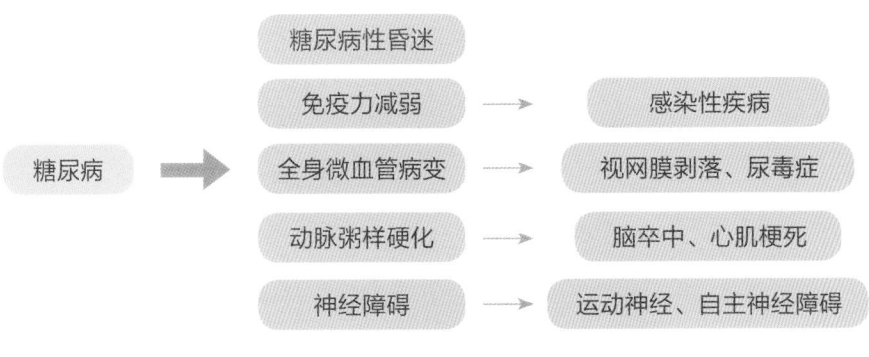

糖尿病并发症

高血脂

正常情况下，身体可通过内部调节维持血脂浓度的相对平衡，但当人体内脂质代谢不佳，如果继续进食高胆固醇食物，便会导致血脂浓度持续增高，形成高血脂。

目前，国内一般以成人空腹血清总胆固醇超过 5.2mmol/L，三酰甘油超过 1.7mmol/L，作为诊断高血脂的指标。

血脂水平一览表

	总胆固醇（mmol/L）	三酰甘油（mmol/L）
理想	< 5.2	< 1.7
临界	5.2 ~ 6.2	1.7 ~ 2.3
过高	> 6.2	> 2.3

医学研究表明，高血脂是引发动脉粥样硬化、脑卒中、心肌梗死、猝死的危险因素，也是导致高血压、糖尿病的重要因素。

高血脂对身体的损害具有隐匿性、进行性和全身性等特征。对身体的组织器官来说，会产生极为恶劣的影响。对眼部，可导致眼底出血、失明、周围血管病变等；对肝脏，可导致脂肪肝、肝硬化；对肾脏，可引起肾动脉硬化乃至狭窄、肾衰竭、尿毒症等；对血管，可以引起下肢动脉硬化乃至狭窄，造成肢体发生坏死、溃烂等。此外，高血脂还能诱发胆石症、胰腺炎、男性性功能障碍等疾病。

早期高血脂症状虽然不明显，但如果仔细观察自己的身体状况，还是能发现一些征兆的。例如，眼睑上出现淡黄色的、米粒大小的小皮疹，且皮疹略高出皮肤；小腿经常抽筋，并有刺痛感；看东西时有阵发性模糊；记忆力减退，反应能力下降；面部、手部出现比老年斑略大的黑斑，且颜色较深。而高血脂严重时，会出现心慌、胸痛、四肢麻木、不能说话等症状。

"三高"
相伴相生、互为因果

高血压、高血脂、高血糖之间存在着千丝万缕的联系，它们可能同时并存，互为因果，相互加重，使得病情更加凶险复杂，大大提升了致残率和致死率。

高血脂与高血压

血管的外周阻力、动脉壁弹性、血液黏度是形成高血压的重要因素，而这三种因素与高血脂有着极为密切的关系。人的血管内膜在正常情况下是光滑流畅的，如果血脂增高，则容易在血管内膜下沉积为斑块，导致管腔变窄、血流阻力增加，同时造成血管硬化，使血管壁弹性减弱，血液黏度升高，从而导致血压升高。另外，高血脂还能降低抗高血压药的敏感性，增加降压治疗的难度，因此，治疗高血压的同时也应该降血脂。

高血脂与高血糖

很多高血糖人群都伴有高血脂，医学上经常认为高血脂是糖尿病的并发症之一。一方面，高血糖人群往往伴有水、电解质的紊乱，体内脂肪酶活性降低，会抑制脂肪的分解，同时胰岛素抵抗还会造成人体脂肪代谢紊乱，从而造成血脂浓度增高。另一方面，2型糖尿病患者进食多、运动少，会导致体内脂类合成增多，这也会使血脂增高。而对于因肥胖并发高血脂患者而言，由于其体内胰岛素受体数相对减少，容易产生胰岛素抵抗，从而诱发糖尿病。

高血压与高血糖

很多高血压患者，特别是肥胖型患者常伴有糖尿病，而糖尿病患者也经常伴发高血压。医学研究表明，这可能与高血压与糖尿病存在共同的遗传基因有关。而且，糖尿病易引起肾脏损害，影响肾脏中具有调节血压功效的肾素的分泌，致使血压升高。此外，由于血糖升高，易使血液黏稠度增加，血管壁受损，血管阻力增加，从而引起高血压。

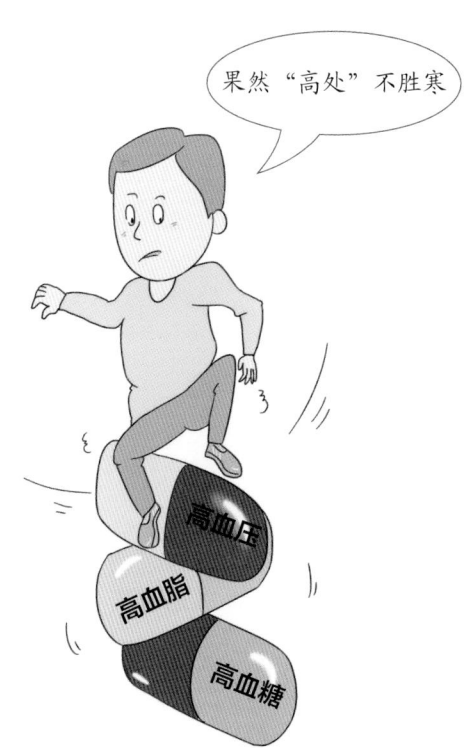

果然"高处"不胜寒

高血压
高血脂
高血糖

"三高"
是心血管病的根源

　　"三高"之所以被称为心血管疾病的罪魁祸首，原因在于它能引发动脉粥样硬化。当血压升高时，动脉壁承受的压力增大，不仅会导致血液流通受阻，还会引起血管内膜层和内皮细胞层损伤，使得低密度脂蛋白更易进入动脉壁，并刺激血管平滑肌细胞增生，引发动脉粥样硬化；如果人体血脂过多，导致血液黏稠度增高，脂类物质会在血管壁上沉积，逐渐形成小斑块，造成动脉粥样硬化；如果血糖长期处于较高的水平，可使机体的脂肪代谢发生紊乱，脂蛋白产生变性，在运送过程中脂肪易沉积在血管内壁而形成斑块，从而形成动脉粥样硬化。

　　动脉粥样硬化进一步发展，将堵塞血管。就像家中的自来水管一样，管道内壁因为长期堆积的"水垢"而不断变厚，致使血管管腔狭窄，血液流通不畅，导致心脏供血不足及功能异常，从而引发冠心病、心肌梗死、心力衰竭等心血管疾病。同时，当附着在动脉壁上的粥样斑块脱落，随血液流动，则极易造成身体某些部位的动脉血管堵塞，尤其是心、脑、肺血管的堵塞，以致引发相关疾病。

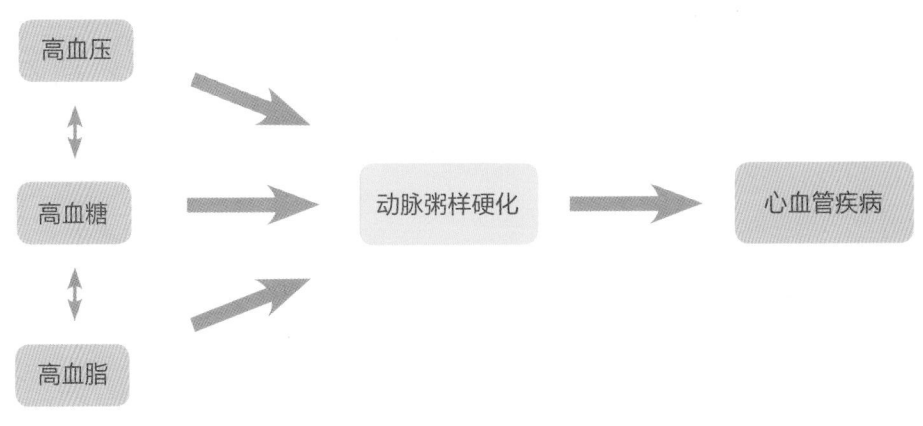

"三高"的影响

高血压是心血管病的高危因素

　　在动脉粥样硬化的人群中，高血压患者所占比例相当大。对高血压患者来说，细小动脉硬化是其引发心血管疾病的主要因素。

　　血压升高时，血流对血管的冲击力就会加大；血管的收缩力也就随之加大；当冲击力超过细小动脉弹性限度时，就会出现痉挛。细小动脉长期痉挛，加之血管内膜受高血压刺激，使内膜细胞及基底膜受损，血浆蛋白渗入血管壁中。同时平滑肌细胞分泌大量细胞外基质，平滑肌细胞因缺氧而变性、坏死，于是血管壁逐渐由血浆蛋白、细胞外基质和坏死的平滑肌细胞产生的修复性胶原纤维及蛋白多糖所代替，正常管壁结构消失，逐渐凝固成玻璃样物质。随病程进展，血管中层、外膜也发生玻璃样变，随后血管变硬，管腔缩小，造成全身细小动脉硬化。

全身细小动脉硬化可引起外周血管阻力增高，心室射血阻力增加，左心室负荷加重，从而引起心肌肥厚。病变继续进展，可致左心室扩张，最终诱发心力衰竭等心血管疾病。

高血脂易诱发冠心病

医学研究表明，血浆胆固醇每升高1%，冠心病发生的危险性可升高2%。胆固醇是血脂的主要成分，且有好坏之分，高密度脂蛋白胆固醇被称为"好胆固醇"，低密度脂蛋白胆固醇被称为"坏胆固醇"，而"坏胆固醇"与冠心病密切相关。

当人体内的低密度脂蛋白胆固醇浓度升高，过量的胆固醇会慢慢沉积在动脉内壁上，和其他物质一起，形成又厚又硬的斑块，即形成动脉粥样硬化，从而使血流速度较快的冠状动脉严重受损，最终导致冠心病的发生。

高血糖增加心血管病风险

糖尿病是冠心病的等危症，指无冠心病的糖尿病患者和既往有冠心病病史的非糖尿病患者具有相同的冠心病危险性。研究表明，这与两者有共同的危险因素密切相关，即两者产生的慢性炎症反应、凝血机制异常、血管内皮受损等因素，都能增加心血管疾病的发作风险。

另外，糖尿病患者的血脂代谢异常，易引发高脂血症与高胆固醇血症，加之糖尿病患者的胰岛素异常会进一步破坏血管，更易形成动脉硬化，从而增加并发冠心病的风险。若糖尿病并发冠心病，则发生心血管事件的风险更高。因此，护心的同时要注意降糖，双管齐下效果更佳。

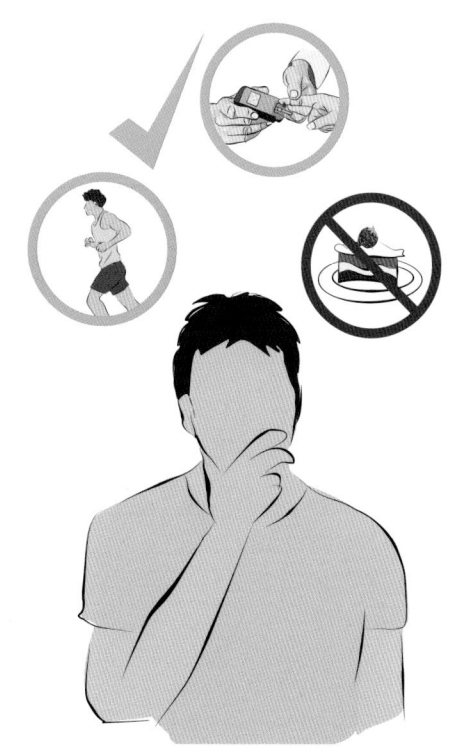

四

形成"三高"的六大危险因素

吸烟

　　烟草中含有的尼古丁能刺激心脏和肾上腺释放大量的儿茶酚胺，使心跳加快，刺激血管收缩，血压升高。研究发现，吸一支普通的香烟，可使收缩压升高 10 ~ 30mmHg。长期吸烟，可引起小动脉异常收缩，影响血脂代谢，加快动脉粥样硬化进程，进一步加重高血压。

饮酒

　　研究显示，每日饮酒 30mL，人体收缩压可增高 4mmHg，舒张压可增高 2mmHg，高血压的患病率可增至50%。过量饮酒，可引起交感神经兴奋，心排血量增加，增加肾素等血管收缩物质的释放，导致血压升高。乙醇会破坏肝脏功能，影响脂质代谢，引起高血脂。

膳食结构不合理

　　膳食结构不合理，如过多摄入钠盐、高脂食物，会影响人体正常的代谢功能而引发"三高"。钠盐摄入过多，易诱发高血压；脂质摄入过量，易引发高血脂和肥胖症。

缺乏运动

　　缺乏锻炼，会使人体内摄取的多余的脂肪无法被消耗掉而沉积在血管壁上，使血液中血脂含量升高。同时，血脂长时间的堆积还会堵塞血管，造成血管弹性降低，致使血压升高。另外，缺乏运动还会导致胰岛细胞功能减弱，增加患高血糖的风险。

不良情绪

　　不良的情绪是诱发高血压的"无形杀手"。情绪经常波动，如大喜、大悲、大怒等，会直接导致交感神经兴奋，刺激血管收缩，使血压突然升高。还易诱发心血管事件，尤其对有心血管病史的人而言，其危险程度更高。

肥胖

　　肥胖会导致自身的代谢平衡被打破，影响血脂调节、胰岛素分泌等，从而易诱发高血脂和高血糖。此外，肥胖者身体里过多的脂肪会挤压血管，为了保证血液的正常流通，血管的压力会增大，从而增加高血压的发病风险。

这些症状，是心血管发出的警讯

健忘

经常健忘，可能与心律不齐、左心室功能减弱有关。因为心律不齐患者的心脏易出现小血栓，小血栓随着血液循环容易滞留大脑中，大脑因此受到损伤，引起记忆力减退、思维能力下降。因此，当出现健忘等症时，人们应予以重视。

眩晕

经常眩晕并伴有恶心、呕吐、出冷汗、面色苍白等症状，又患有高血压的人，应注意血管状况。因为高血压患者若有眩晕等症，可能是因脑血管病变，如脑出血、蛛网膜下腔出血等所致。因此，高血压患者若出现眩晕，务必引起重视。

腹部肥胖

研究发现，在腹部肥胖者腹部囤积的脂肪中，其低密度脂蛋白胆固醇含量很高，不仅对心脏造成压迫，还会引起高血脂。同时，腹部肥胖还会增加动脉粥样硬化、高血压、糖尿病、脑卒中等各种并发症的危险性，严重危害心血管健康，应当引起人们的警惕。

心悸

心悸是一种自觉心脏跳动过快的不适感或心慌感。心悸可以由心脏活动的频率、节律或收缩强度的改变而导致。心悸常见于各种类型的心血管疾病，如心肌炎、心律失常及高血压等。因此，当心悸发生时，要立即查找原因，以便及时发现心血管病变。

呼吸困难

呼吸困难是心脏病的典型症状之一。人在活动后或在夜间平卧的时候，如果出现呼吸急促、胸闷、憋气等症状，严重的时候还伴有下肢水肿、上腹部压痛、口唇发紫等现象时，需警惕是否得了心力衰竭。若呼吸困难经短暂休息之后可得到缓解，则很可能是冠心病的早期征兆。

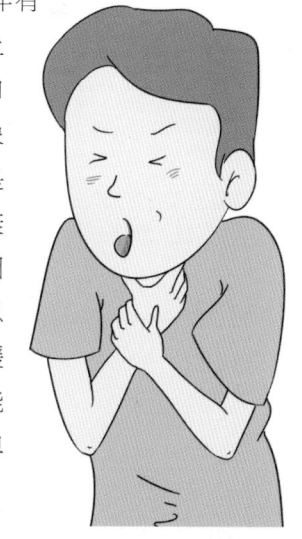

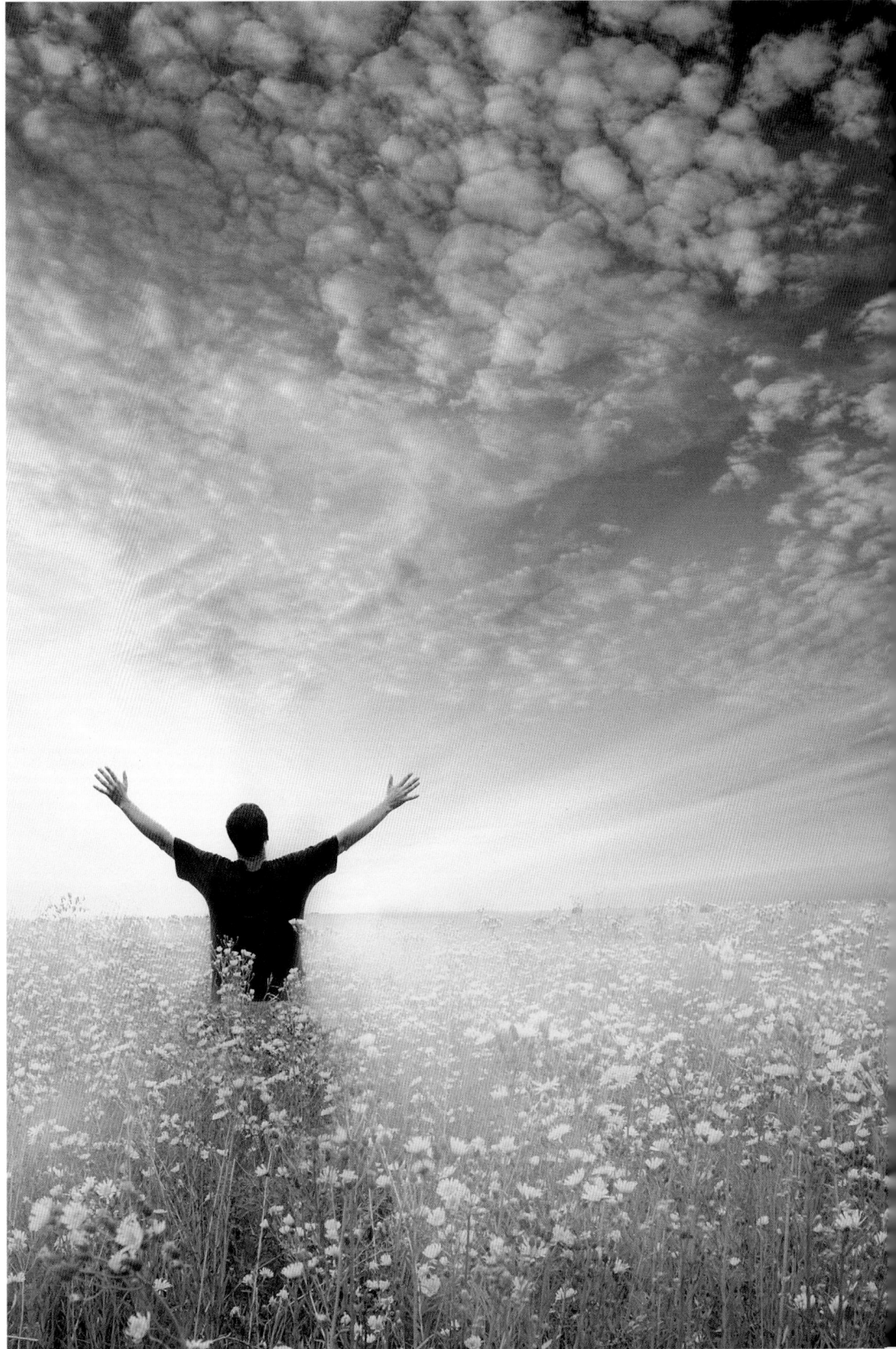

PART 2

好习惯"活"心
——保护心血管的五种好行为

研究认为，人的寿命应该是120年，之所以不能达到这个年限，并非机体缺陷，而是由于我们对待自己身体的态度与方式不正确。也就是说，个人行为与健康密切相关。相信自己，从今天起，你所做的每一种选择，不管多微小，日积月累，终会对你的健康产生影响。

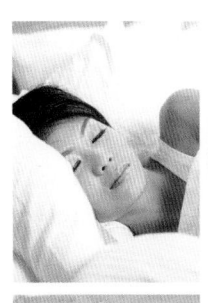
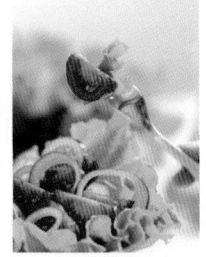
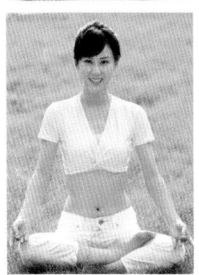
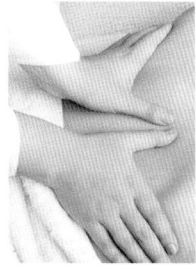

戒烟，请先坚持 1 年

尼古丁
这玩意儿最害人

　　严格来说，吸烟并不是一种习惯。人们吸烟的真正原因就是尼古丁上瘾，烟草依赖就是尼古丁依赖，是一种慢性成瘾性疾病。

尼古丁让人上瘾的原因

　　尼古丁是一种无色油状物质，是导致烟瘾的元凶，也是上瘾速度非常快的毒品。许多人只需抽 1 根烟，就会引起尼古丁上瘾。而且，尼古丁代谢速度很快。一般吸烟后半小时，血液中的尼古丁含量就会下降 50%，再过半个小时就会下降到 25%。因此，很多戒烟者在吸完 1 根烟时会出现痛苦的感觉，即戒断症状。

　　其实，尼古丁戒断不会导致生理上的疼痛，痛苦主要来源于心理上的空虚感。所以许多吸烟者认为，吸烟是为了"让手上有点事情做"，也就是排解这种空虚感。如果这种感觉持续，就会导致吸烟者神经紧张，没有安全感，容易激动，自信心和自制力下降。这也是大部分吸烟者每日要吸足 20 支烟的原因。

尼古丁会加速动脉粥样硬化

　　尼古丁可以通过呼吸道直接进入人体血液循环，成为诱发心血管疾病的主要因素之一。尼古丁进入血液中，会使血管变窄、血压升高、损伤血管壁，导致动脉粥样硬化。

1

　　尼古丁会使交感神经变得兴奋，使肾上腺素和去甲肾上腺素的分泌增多，导致血压升高。血压长期居高不下，就会导致动脉粥样硬化、脑出血等。

2

　　尼古丁会使动脉内壁发生脂肪性病变，导致血小板的聚集性增强，且容易附着到动脉内壁上，形成动脉血栓闭塞，引起动脉粥样硬化。

3

　　尼古丁还会使低密度脂蛋白胆固醇的含量增多，而高密度脂蛋白胆固醇的含量减少，进而加速动脉粥样硬化。

从现在开始戒烟，
你将更健康

健康意味着一切，这种说法虽然非常老套，但其实是不折不扣的事实。从现在开始戒烟，你将重新获得良好的健康状况。

戒烟不会让你放弃任何东西，只会给你带来许多好处。

◎ 口臭、咳嗽、支气管炎、肺癌、肝病、高血压、糖尿病、动脉粥样硬化等多种因香烟而引发的健康问题将明显减少。

◎ 自信和勇气的回归。

◎ 摆脱烟瘾的奴役，重获自由。

◎ 生活质量也会大大提升。你不仅更健康，更富有，而且更快乐，更能享受生活的乐趣。

那么，你打算从什么时候开始戒烟呢？明天？明年？后年？

既然你已经决定了要戒烟——无论过程多么困难你都要相信，总有一天，你会摆脱烟瘾，重获自由。而且，吸烟根本就不是习惯，而是一种"瘾"，一种心理依赖。要想摆脱烟瘾的束缚，最好的改变时机就是现在。因此，为了自己，也是为了身边的人，从现在开始戒烟吧。

戒烟宣言：
"我愿意" "我能" "我高兴"

很多人认为戒烟是一件痛苦的事情，其实不然。痛苦只是你犹豫和怀疑的产物。因为心中存有疑虑，所以才会把原本简单的事情弄得难上加难。

所以，轻松戒烟的重点在于下定决心。不是"希望"能成功戒烟，而是"我愿意"戒烟，"我能"戒烟，而且为自己已经戒烟成功感到"高兴"。不要犹豫，不要怀疑，戒烟也可以成为一件十分简单的事情。

简单而言，你只需做到以下两点：

1
决定今后不再吸烟。

2
不再怀疑这个决定，为戒烟而高兴。

戒烟建议：
改变习惯，一次性了断，
必要时寻求专业帮助

使用行为疗法，摆脱烟草诱惑

戒烟除了要下定决心、意志坚定之外，在日常生活中还需要通过具体的行动来实现戒烟，比如改掉坏习惯。

◎ 丢掉所有的香烟、打火机和烟灰缸，减少"条件反射"。

◎ 避免参与往常习惯吸烟的聚会或活动，抵御香烟的引诱。

◎ 餐后喝杯淡茶水，吃点儿水果，或外出散散步，改掉"饭后一支烟"的坏习惯。

◎ 烟瘾来时可以立即深呼吸，或者咀嚼无糖口香糖，不过，要避免用零食代替香烟。

◎ 多参加体育运动，如游泳、跑步、跳舞等，转移注意力。

◎ 写下自己的戒烟理由，如为了健康，为家人着想，为省钱等，烟瘾来时拿出来告诫自己。

"减量"并不能真正戒烟

很多人在主观上认为吸烟是一种享受，戒烟意味着放弃这种享受。

减量戒烟法，是目前很多人采取的一种戒烟方法，事实上使用这种方法戒烟，真正戒断比较困难。

减量戒烟，会让你误以为只要吸的烟越少，就越不想吸烟。然而，真实情况是，你吸的烟越少，对尼古丁的渴望

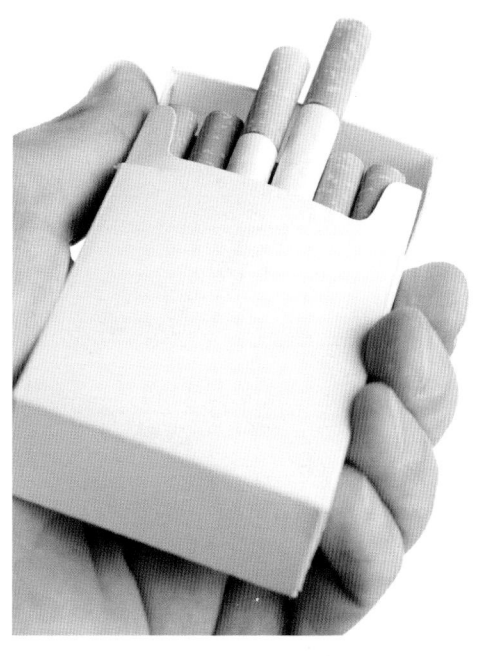

也就越迫切，真正戒断就越难。

与此同时，对戒烟者而言，吸每一支烟都变成了有意识的行为，间隔时间越长，戒烟者就越觉得吸烟是一种"享受"，而想要改变这种心理，需要更坚定的意志和决心。否则，这只会增加你的痛苦，增加戒烟的难度，以至最终不得不放弃戒烟。

彻底戒烟，一次性了断

相较于减量戒烟法，彻底戒烟更容易帮戒烟者摆脱对烟草的心理依赖，坚定戒烟的决心，提高成功戒断的概率。因此，如果真心想戒烟，建议一次性戒断。

必要时可寻求药物帮助

　　如果平时烟瘾较大，可以采用替代品，如木糖醇（无糖口香糖）、时下流行的电子烟、鼻腔喷雾剂等。必要时可以到医院的戒烟门诊寻求专业指导，或者在医生的指导下使用戒烟药物，如尼古丁舌下含片。

晒一晒
戒烟成绩单

戒烟 8 小时 血液中的含氧量恢复到正常水平。	**戒烟 48 小时** 味觉和嗅觉对外界的敏感性增强。	**戒烟 72 小时** 呼吸变轻松，精神状态有所改善。
戒烟 5 年 肺癌死亡率下降，口腔癌、食管癌、心肌梗死发病率下降。	**戒烟 1 年** 冠心病患病危险减少一半。	**戒烟 1 ~ 9 个月** 咳嗽、气短、疲劳等症状减轻，感染机会减少。
戒烟 10 年 肺癌发病率降至非吸烟水平。	**戒烟 15 年** 患冠心病的危险与非吸烟者一致。	

　　从以上戒烟成绩单可以看出，任何时间戒烟都不算迟，但最好在身体出现健康问题之前戒烟。

减肥，控制腰围是关键

肥胖分形：
"苹果形"还是"梨形"?

众所周知，肥胖人群更容易罹患"三高"。但你知道吗，肥胖也有"苹果形"和"梨形"之分。通常，"苹果形肥胖"对健康的危害更大。

研究显示，在身高、体重大致一样的情况下，如果体形不一样，那么腹部脂肪多的人患病风险更大。苹果形肥胖的人群脂肪多集中于腹部，存在内脏脂肪堆积的问题，容易诱发炎症，出现糖尿病、高血压、高血脂、动脉粥样硬化等代谢性疾病的风险也更大。而梨形肥胖人群，大多由于久坐或缺乏运动，造成臀部、大腿和腰部赘肉滋长。虽然患心血管疾病的风险不如苹果形肥胖人群高，但梨形肥胖同样不利于身体健康。

苹果形

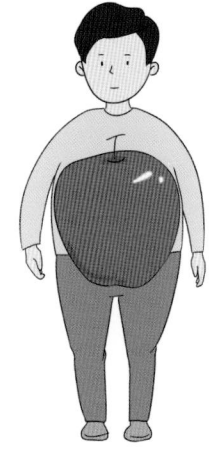

脂肪集中在上腹部和
腰部，身材形似苹果

梨形

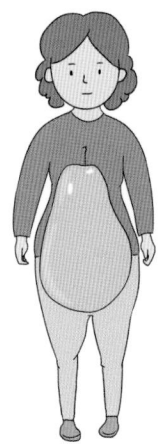

脂肪集中在臀部和大
腿部，身材形似梨

从健康角度来说，我们不仅要关注自己的体重，更应该关注的是我们的脂肪堆积在哪个部位，然后有针对性地进行减肥。

测一测，
你超重了吗？

BMI 是目前国际上常用的衡量人体胖瘦程度以及是否健康的一个标准。当我们需要了解肥胖对健康或某一疾病所带来的影响时，BMI 值是一个中立而可靠的指标。

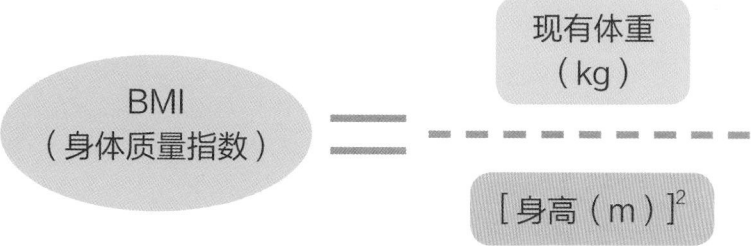

例如：体重 65kg，身高 160cm 的女性，其 BMI 为 65÷（1.60）^{2}=25.4，约 25

中国成年人 BMI 标准表

体型	消瘦	正常	超重	肥胖
BMI 值	< 18.5	18.5 ~ 23.9	23.9 ~ 27.9	≥ 28

根据上表标准，若出现超重和肥胖的情况，要注意减肥，使体重控制在标准范围之内

由于 BMI 只能反映一个人体重指数，并不能反映一个人脂肪占体重的百分比，在实际应用中存在一些缺陷，例如，一个 BMI 正常甚至过轻的人，可能因为长时间不运动等原因，存在腹部脂肪过多的情况，那他也是肥胖的。

因此，除了 BMI 外，腰围也是评估肥胖的简易人体测量学指标。中国肥胖问题工作小组定义了适合中国人群的判定标准，男性腰围大于 85cm、女性腰围大于 80cm 即为腹型肥胖。也就是说，即便 BMI 正常，腹部肥胖者也属于肥胖一族。

减肥，
重在减腹部脂肪

虽然很多人都意识到减肥的重要性，但真正能成功减肥的人为数不多。坚持不下来、运动习惯难养成、一味节食或管不住嘴、容易反弹等，都是常见的减肥失败的原因。

先管好嘴巴，再来谈减肥

人们努力节食，无非就是为了减肥。其实，减肥大可不必如此艰辛，只要"控制热量"就可以了。为此，你一定要管好自己的嘴巴。

那么，每日摄入多少热量合适呢？一般而言，每人每日少摄取837kJ的热量。也就是说，如果一个人每日消耗的热量若为7535kJ，那么就可以吃6698kJ的热量。这837kJ的出入，大概就相当于三片面包的热量。

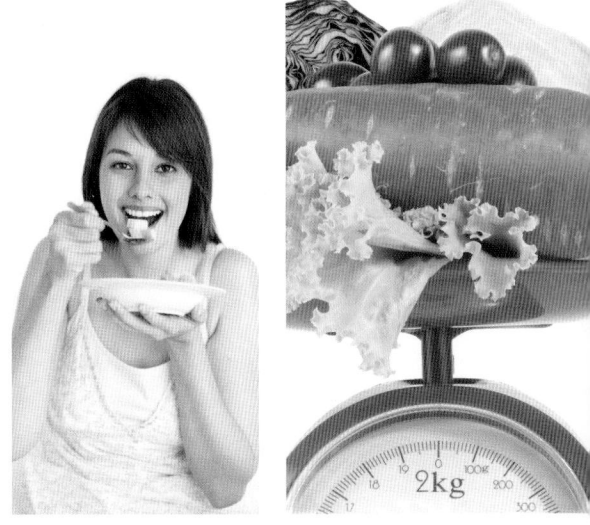

减肥宁可慢，也不要快，急于求成，反而容易半路泄气。只要这样坚持下来，同时配合适量运动，减肥自然水到渠成。

控制饮食还要注意的一点是，要养成细嚼慢咽的习惯。因为人的饱腹感有延迟性，吃下去的食物，要经过大约20分钟才能让人感到饱，所以进餐的速度慢一点，甚至没感到饱的时候就停下来不吃，过一段时间自然就能感觉到饱了。这么做，可以比平时吃得更少一些。而且，这样还有助于消化吸收。

除了要细嚼慢咽之外，减肥的另一个重要原则就是七分饱。这和延迟的饱腹感是相关的。其实你已经吃饱了，可因为吃得太快，还没有感觉到饱，于是接着吃，不知不觉就吃撑了。要是吃得

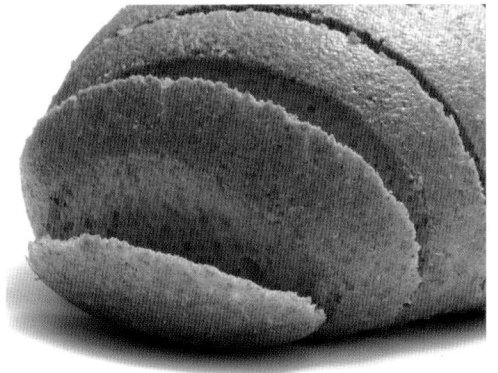

稍微慢一点，就会更接近真实的感觉，食量就容易控制在一个合理的范围。

那么，吃到七分饱到底是怎样的感

觉？或者说吃到什么程度该放下筷子？给你一个判断标准：主观感觉胃还没有填满，但对食物的热情已经有所下降，主动进食速度也明显变慢。虽然习惯性地还想多吃，可如果把食物撤走，转移一下注意力，很快就会忘记吃东西这件事情。

掌握正确的减肥方法很重要

减肥和绘画比较相像。绘画的过程都是先勾勒出轮廓，再一步步充实细节，丰富色彩，最后加上点睛一笔，令整幅画达到和谐美好的艺术境界。

减肥的过程也是如此。先从全身开始，减出一个大致模样，然后逐步修饰出身体线条，最后采用一些保养方法维持减肥后的状态。

在减肥工程中，减脂、塑形、改善体质这三个环节既是共同展开，又有一定的先后顺序。其中，减脂在减肥工程中占的分量是最重的，怎么才能把脂肪减下来，并且不反弹，是减肥成功的关键。

塑形是在减脂之后，进一步让身体显出线条美。而改善体质，则是减肥最终的理想状态。

这三个环节，就如同三角形的三个顶点一样，牢牢地支撑着"瘦身"这个目标。忽视其中一点，减肥的成果都很难显现。

与此同时，还需配合以下瘦身原则：
◎ 选择适合自己的减肥方式。冒用一些不适合自己的减肥方式是有风险的。
◎ 配合合理的饮食。均衡饮食，控制膳食总热量。
◎ 养成运动习惯。每周运动 4 ~ 6 次，每次运动 45 ~ 60 分钟。
◎ 要循序渐进。一般一个月最多减 3kg。

总之，减肥是一项任重道远的工程，对于心血管疾病患者而言，更是一段刻不容缓的征程。虽然减肥有难度，但是只要坚持不懈，运用正确的方法，理想的成效是可期的。

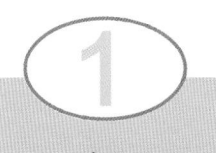

减脂
减肥事业第一步，让身体先瘦下来。

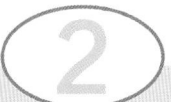

塑形
减脂后进一步让身体显出线条美。

改善体质
减肥的最终理想状态。

提高基础代谢率，真正让脂肪燃烧

基础代谢是指维持人体生命活动（如脏器运转、体温等）正常进行的最低热量消耗水平。它具有较高的热量消耗能力，比如呼吸、心跳等，虽然活动不剧烈，但无时无刻不在进行。换句话说，在日常生活中的正常活动就可以消耗热量，达到燃脂的效果。

基础代谢率越高，身体消耗热量的能力越强。反之，一旦基础代谢率下降，热量的消耗量也会减少，身体就容易发胖。这也是节食减肥容易导致反弹、复胖的原因。因为一味节食，再加上运动不足，很容易破坏肌肉组织，使基础代谢率下降，容易越减越肥。

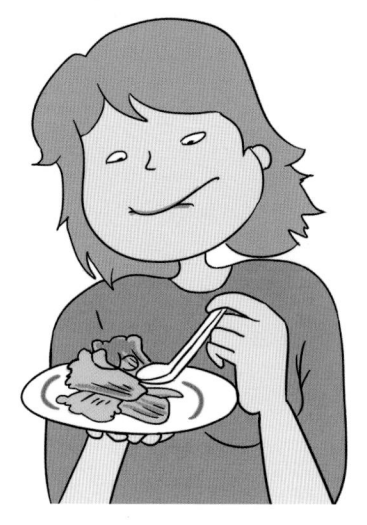

所以，提高身体的基础代谢率，有助于脂肪燃烧，养成不易胖的体质，达到减肥的最终目标。

[热量消耗比]

基础代谢：运动代谢 ＝2:1

运动代谢是运动时所需的能量。与基础代谢相比，后者具有更强的热量消耗能力。因此，在减肥时一定要确保身体的基础代谢，这样才能让体重控制长长久久

为了养成不复胖的体质，重点还应放在怎么增加肌肉量上。有研究指出，每增加0.5kg 肌肉，每日多消耗 126 ~ 167kJ 热量。肌肉量增加，基础代谢率会随之上升，身体代谢加快，消耗热量的速率加快，可进一步使体重下滑。

为此，在日常饮食中一定要注意不能让身体处于饥饿状态，同时增强抗阻力运动（肌力训练，如哑铃、俯卧撑等）的频率，以增加肌肉量。

坚持做有氧运动是减肥的关键

　　当一项运动不太剧烈时，身体能慢慢调配体内氧气，分解脂肪，提供身体所需的热量。这种情况下，身体不容易劳累，同时可以消耗大量热量，也就可以有效代谢脂肪。这种运动就叫有氧运动，如慢跑、打球、登山、跳绳、轻柔的体操、游泳等。

　　但当运动过于剧烈时，身体就会很"忙"，来不及调配氧气，这时身体只能在没有氧气的情况下分解糖分。不仅更容易让人感到劳累，消耗掉的热量也比有氧运动少。这种运动方式就是无氧运动。

　　运动可以减肥，但如果是坚持每日做 20 个仰卧起坐 1 个月，最后的效果也微乎其微，因为它是无氧运动。要想通过运动达到完美的减肥效果，最好是做有氧运动。

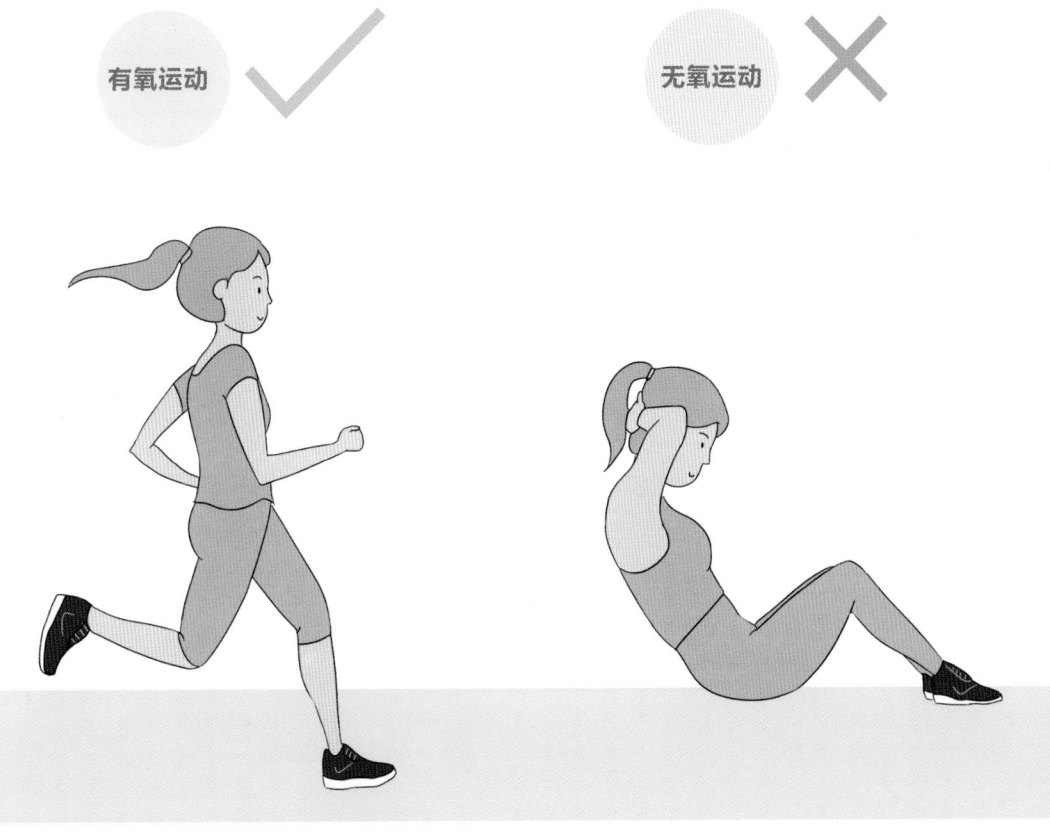

有氧运动 ✓　　无氧运动 ✗

慢跑能一口气坚持 30 分钟以上而不感到过于劳累，可以消耗大量热量

仰卧起坐对皮下脂肪的消耗很少，且腹部肌肉群很小，可消耗的热量不多

改善饮食结构，预防"三高"的重中之重

饮食结构
要科学

　　人体所需的营养物质几乎都是从食物中获得，因此，想要保持健康的身体，首先要吃对食物。

　　"三高"与我们的日常饮食密切相关。从某种程度上来讲，属于"吃"出来的疾病。因此，饮食结构合理、营养均衡，对预防"三高"意义重大。

　　以下饮食方案，大家可以根据自己的实际情况，合理地选择，并做适当调整。

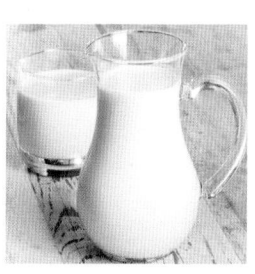

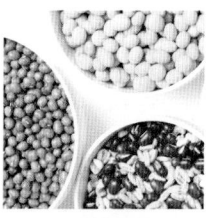

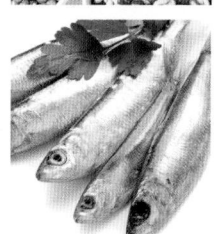

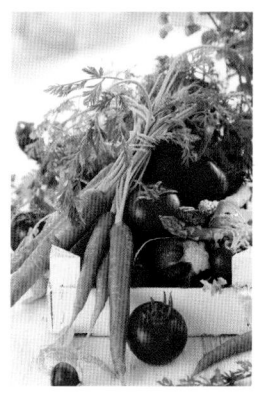

◎　每日吃 3 ~ 5 顿，少量多餐，每餐七八分饱，并注意粗细搭配，荤素搭配。

◎　每日宜摄入主食 300 ~ 400g，消瘦和肥胖的人群应适当增减。

◎　每日食用蔬菜 350 ~ 400g，水果 100 ~ 150g，种类要多。

◎　经常吃适量的瘦肉、鸡蛋、鱼肉、豆腐等高蛋白食物。

◎　每日饮用 1 袋牛奶或酸奶，补充钙质。

◎　吃清淡少盐的食物。

多吃蔬菜和水果，
补充维生素和矿物质

"三高"患者一定要多吃蔬菜、水果，而少吃肉类食物。因为蔬果中含有丰富的营养物质，而容易导致肥胖或血脂、血压升高的物质相对较少，对心血管有益。

各种新鲜的当季蔬菜都要多吃

新鲜蔬菜是维生素的最佳来源，特别是深色蔬菜，如芹菜、黄瓜、西红柿、豆角等，不仅含有丰富的维生素C和膳食纤维，而且还富含钙、镁、钾等矿物元素。这些营养素对防治高血压、高血脂和改善血糖代谢均有较好的作用。

"三高"患者每日都要摄入一定量的蔬菜，而且种类要尽量丰富，这样才能达到营养均衡，对控制指标大有益处。

吃水果则要少量、种类多

水果酸甜可口、清脆润泽，无论是口感还是视觉都给人以美的享受。而且，水果中大多含有丰富的维生素、矿物质、胡萝卜素和膳食纤维等，营养较为全面、均衡，有利于维持人体酸碱平衡，减少各种疾病的发生率。另外，某些水果还可以使人保持心情愉快，有助于血压维持正常水平。

"三高"患者吃水果的原则是量少、

种类多。但要注意，糖尿病患者应在血糖控制理想时吃水果，而且一次不能吃太多，也不能吃含糖分高的水果。

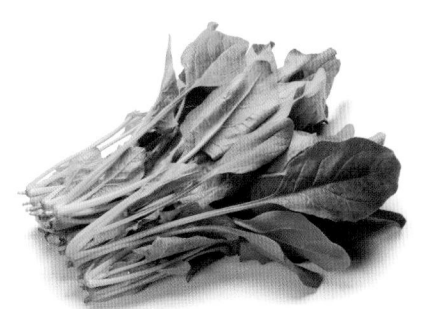

菠菜有改善高血压，预防便秘，避免动脉粥样硬化的作用

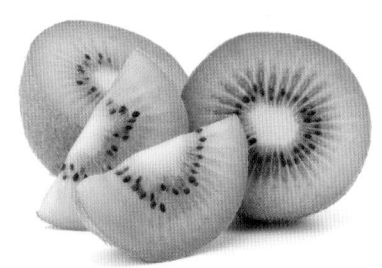

猕猴桃能够降血压、血脂，还能防治冠心病和癌症

肉类
摄取需谨慎

各种畜禽肉、鱼肉等是优质蛋白质以及部分维生素和矿物质的良好来源，适量摄取对健康有益。但很多肉类中脂肪和胆固醇含量高，因此也要谨慎食用。

少吃红肉，多吃白肉

通常把牛肉、羊肉和猪肉叫作红肉，而把鱼肉、禽肉叫作白肉。营养学家建议，吃肉时应多吃白肉，少吃红肉。而且，白肉中鱼肉又优于禽肉。

"瘦肉"也含有脂肪，不宜多吃
畜肉中，猪肉的蛋白质含量低、脂肪含量高，即使是"瘦肉"，也含有约28%的隐形脂肪，对心血管健康不利。

禽肉中总脂肪含量低，可适量多吃
鸡肉、鸭肉等禽肉中脂肪含量相较畜肉更低，而且不饱和脂肪酸和蛋白质含量高，可以起到保护心脏和血管的作用。

鱼肉营养价值高，可以多吃
鱼肉脂肪含量低，而且多为不饱和脂肪酸，对防治心血管疾病大有裨益。而且鱼肉肉质细嫩，比畜禽肉更易消化吸收。

食用畜禽肉时要去皮
动物的皮脂层（如鸡皮、鸭皮、猪皮）含有较多的脂肪，烹饪前一定要去皮。另外，很多动物内脏胆固醇含量也很高，"三高"患者最好不要食用。

肉类最好搭配蔬菜和豆类吃
这样不仅可以提高营养价值，而且还能防止血脂过多沉积。

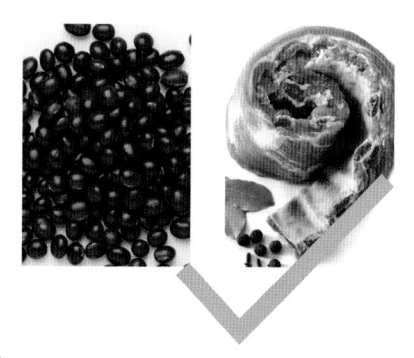

肉类食用量，每日不宜超过 200g

食肉一定不能过量，尤其是畜肉。畜肉除了脂肪含量高外，还含有嘌呤，嘌呤会在代谢中生成尿酸，尿酸大量聚集会引起痛风、骨发育不良等疾病。尤其是"三高"患者，更要少吃肉类。如果要吃，可在午餐时吃，且每日适用量不宜超过200g。

经常暴饮暴食，
心血管很受伤

　　人的消化系统和血液循环系统都是有一定规律的，经常暴饮暴食很容易造成内脏器官负荷过重，引发人体多种疾病，如胃肠道疾病、心血管疾病。经常暴饮暴食对心血管的损害主要体现在以下 4 个方面。

造成肥胖

　　经常暴饮暴食、长期饱食的人容易肥胖，如果运动不足的话，脂肪会越积越多，引发糖尿病、高血压、高脂血症、冠心病等多种病症。

引起动脉粥样硬化

　　经常暴饮暴食会导致体内热量摄入过多，无法被及时消耗完毕，会使体内脂肪过剩，血脂增高，导致动脉粥样硬化。

增加血液黏稠度

　　饱餐之后，食物中的脂肪被吸收进入血液循环，使血液黏稠度增加，加重血管堵塞，诱发心律失常、心肌梗死等心脑血管疾病。

加重心脏负担

　　暴饮暴食后，为了充分消化、吸收，血液大量向胃肠道分流，造成心脏供血相对减少，冠状动脉供血不足，可诱发或加重心肌梗死。

　　因此，养成好的进餐习惯非常重要，平时吃饭最好七八分饱、少食多餐，并且注意饮食营养均衡。

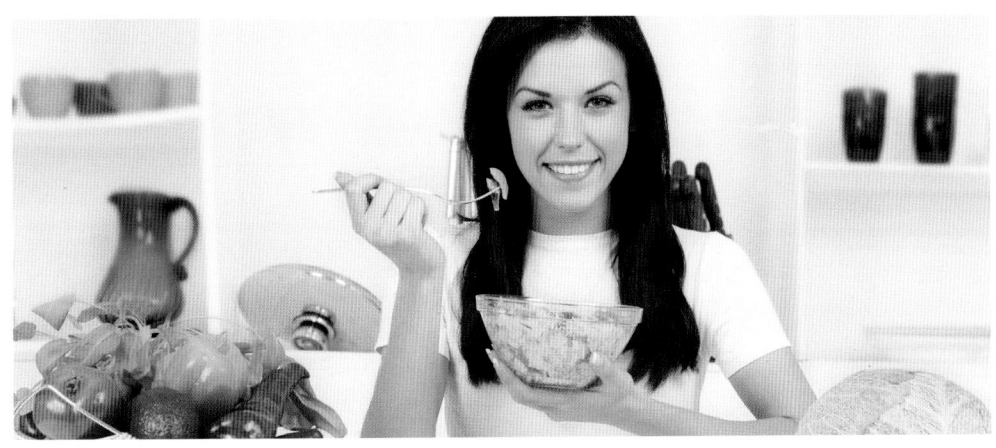

改掉嗜甜、嗜咸
的饮食习惯

甜、咸、酸、苦、辣，无论是何种味道对健康都能起到一定的作用，但如果偏好某一味而摄入过多，则容易造成身体负担，诱发疾病，尤其是嗜甜、嗜咸。

嗜甜

甜味食物可以调和脾胃、补充能量，解除身体疲劳。但嗜食甜味很容易造成体内糖分过多、血脂升高，不仅容易造成肥胖，而且还会引起糖尿病和高血脂，并进一步引起动脉粥样硬化、冠心病和脑血栓等。老年人嗜甜还容易引发骨质疏松症，对健康造成极大威胁。

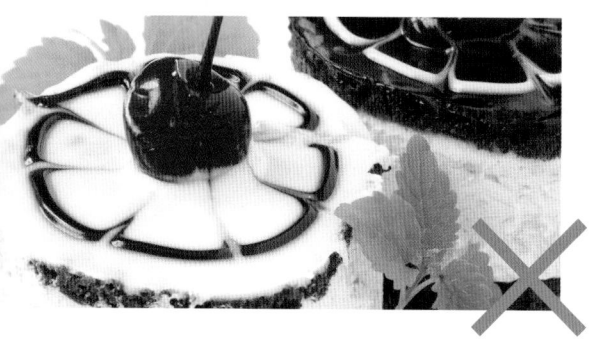

健康 tips

限制糖分的摄入，少吃蛋糕、巧克力、糖果等高糖食物。

嗜咸

每日摄入一定量的盐有助于调节人体细胞和血液渗透压平衡，维持身体的正常代谢。但咸味食物过量摄入容易导致水肿，体重随之增加，还会损害肾脏，引发高血压，并增加患动脉粥样硬化的风险，损害心脏健康。

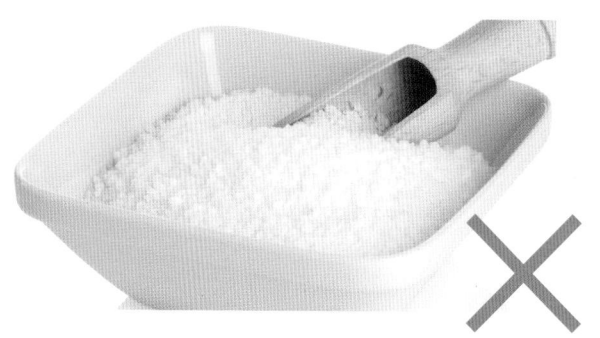

健康 tips

清淡饮食，避免重口味，不仅要少盐，还要少放其他调味品。

不可忽视的
烹调细节

　　心血管喜清淡。在饮食烹调中既要设法保存食物中的营养素，又要尽量做到低油、少盐，无论是烹调方法还是烹调细节都有许多需要注意的地方。

　　多选择清蒸、水煮、拌或大火快炒的烹调方式，少用煎炸、烘烤、红烧等方式，避免摄入过多的油脂和盐分。

煮或炖
煮或炖时可以少放调料（肉类可以不加食用油）；待食材将熟时，再加少许盐调味。

清蒸
清蒸可以减少油脂和食盐的使用，并能最大限度地保持食物的原汁原味和营养。

拌
生拌或熟拌均可。生拌可以减少营养成分的流失。熟拌则可以使菜肴更易入味。

不可忽视的细节

◎　蔬菜宜拌或大火快炒。

◎　鱼类最好清蒸。

◎　肉类多用炖煮。

◎　肉类烹饪前最好先焯水。

◎　炖汤时撇去汤面上的油。

◎　烹鸡时去掉鸡皮和肥肉。

◎　烹肉时尽量切成肉丝。

大火快炒
大火快炒可以最大限度地保持菜肴的脆嫩和色泽，营养损失也较少。

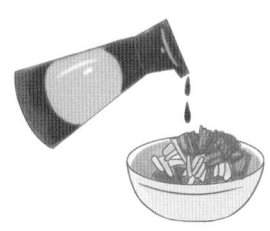
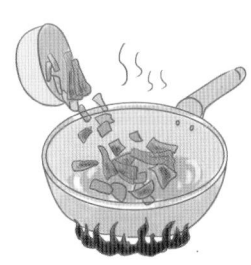

适当饮酒，
最好戒除

少量饮酒或许可以起到暖胃御寒、通血络、消疲劳的作用，但对于大部分人，尤其是患有"三高"的人群而言，饮酒弊大于利，长期大量饮酒甚至会危及生命。

数据显示，嗜酒者的心血管疾病发病率高达59%，死亡率比一般人高2～3倍，其中20%～30%的人死于心血管疾病。

长期饮酒，尤其是长期大量饮用乙醇浓度较高的酒，如白酒，会导致食欲下降，食物的摄取量减少，营养的摄取自然也不足，久而久之就会影响到健康。过量饮酒还会导致肝、胃的损伤，严重者还可能导致酒精性肝硬化；加重高血压、冠心病、脑卒中等疾病的发生概率；尤其高血压患者在服药期间，如果不注意控制饮酒量或戒酒，降压药物的效果就会受到影响；大量饮酒还会导致心肌细胞受损，引发心血管疾病。

饮酒的坏处多于好处，所以，有饮酒习惯的人应该尽量限制饮酒量，最好戒酒。

即便饮酒，每日饮用的白酒不宜超过20mL，啤酒不宜超过300mL，红酒不宜超过250mL，而且必须是低度酒。

啤酒的酒精度数低，适量饮用无碍，但需注意，冰镇的啤酒不宜多饮。
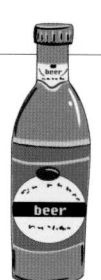

红酒是葡萄酒的通称，度数也较低，而且少量饮用还有抗衰老、美容等作用。
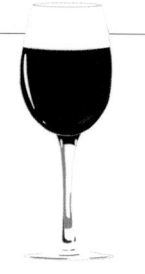

米酒度数低，口味香醇甜美，可以直接或加热后饮用。
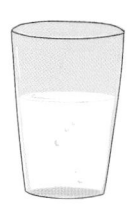

白酒一般度数较高。如果要饮用，度数不能超过40度，而且量不能超过20mL。
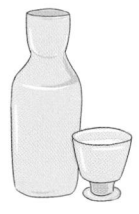

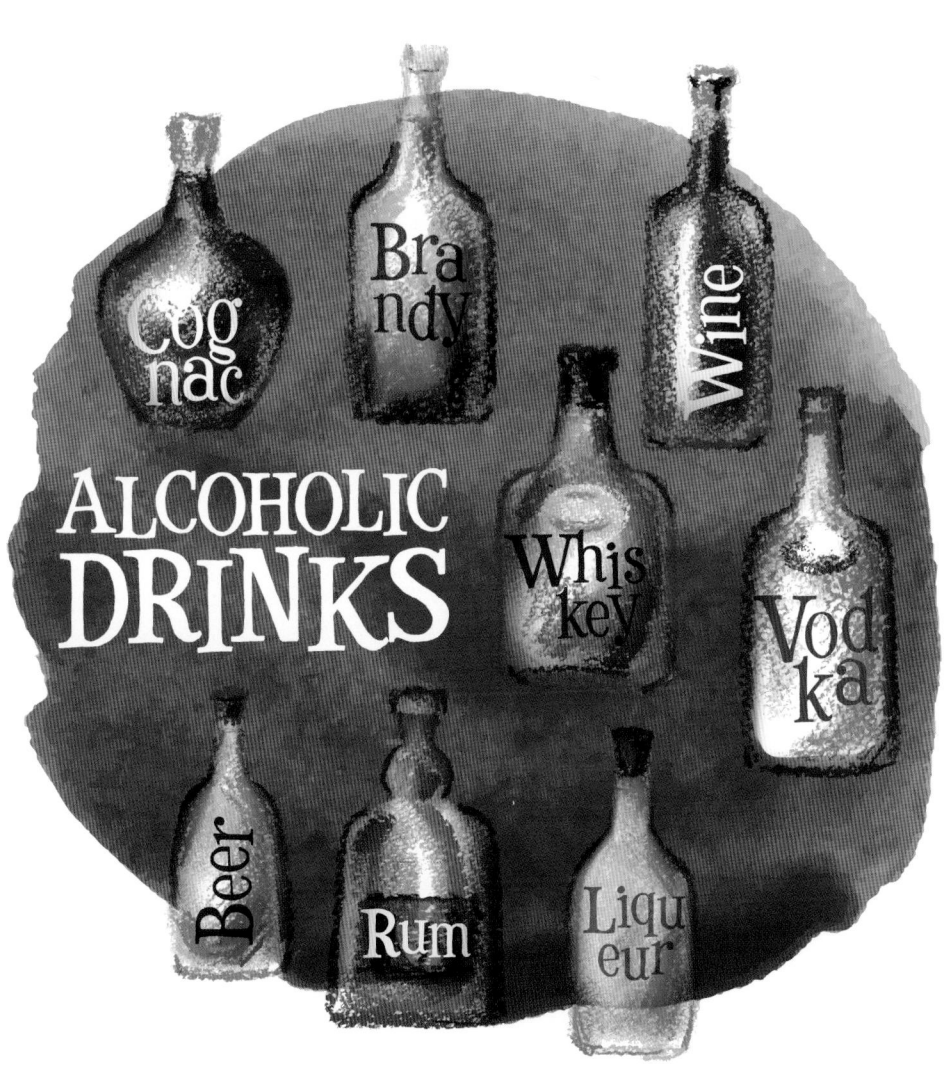

四

坚持运动，改变静止的生活方式

从现在开始，动起来

如果从现在开始，把运动当成生活的一部分，并持之以恒地坚持下去，不久的将来你会真正收获到运动带来的快乐和对健康的益处。

可能你会说："我当然知道运动的好处啊，但就是不想动。"鉴于此，如何提高自己运动的积极性显得尤为重要，以下这些方式可能会帮助到你。

选择自己喜欢的项目

有的人喜欢球类运动，有的人喜欢游泳，有的人喜欢跑步，找到自己喜欢的项目会更容易坚持下来。

列出每日的运动计划

将每日的运动计划写在显眼的地方，时刻督促自己，并适当进行调整。注意运动计划一定要切实可行。

多种运动交替进行

长时间选择一种运动难免感觉单调，不妨多选择几种，如跑步和打羽毛球、骑自行车等交叉进行。

不忘奖励自己

坚持一段时间后，当你发现身心状态比以前好了，不妨犒赏一下自己，如买一件心仪已久的物品。

健康 tips

在制订运动计划时，要充分考虑可操作性和便于长期坚持两个方面。性别、年龄、体型、体力、运动习惯、运动经验、爱好等都要考虑到。

一日运动计划安排参考

时间	项目	时间	项目
7：00	起床	12：30	饭后运动 20 分钟
7：30	吃早餐	16：00 左右	小运动 5 ~ 10 分钟
8：00	步行去上班	18：00	下班步行回家
10：00 左右	小运动 5 ~ 10 分钟	19：00	吃晚餐
12：00	吃午餐	19：30	晚餐后运动半小时

每日 30 分钟有氧运动，助你快速赢得健康

有氧运动对降低血糖、控制血压、调节血脂等均有帮助，可有效改善心血管健康状况。常见的有氧运动有散步、慢跑、打太极拳、游泳、骑自行车等。"三高"患者最好每日都坚持做一定量的有氧运动。以下一些小建议希望能帮到你。

◎ 尽量选择自己喜欢的运动，这样有利于长期坚持。

◎ 有氧运动要从热身开始，再慢慢进入运动状态。

◎ 选择适宜的强度。运动强度以感觉放松，无不适感为宜。如果影响到呼吸和心跳，最好要减量和放缓。运动的心率最好控制在 130 ～ 150 次 / 分，运动后 3 ～ 5 分钟恢复正常。

◎ 贵在坚持。每日坚持做至少 30 分钟的运动。

◎ 肥胖者可以适当增加运动量；高血糖者要注意预防低血糖；高血压者要避免低血压。

小知识：有氧运动的好处

舒缓压力。人在运动之后会觉得心情放松、心态平和、心境开阔。尤其是平时生活和工作压力大的人群，更要坚持运动。

有助于减肥。有氧运动能够防止脂肪堆积，促进体内多余脂肪的燃烧，再配合适当的饮食，能起到很好的减肥和改善"三高"的效果。

改善睡眠质量。研究发现，不爱运动的人在选择有氧运动后，夜晚醒来的次数明显减少。

补钙健骨，延缓衰老。有氧运动能有效防止钙的流失，提高骨质密度，预防骨质疏松症，还能有效延缓衰老，延年益寿。

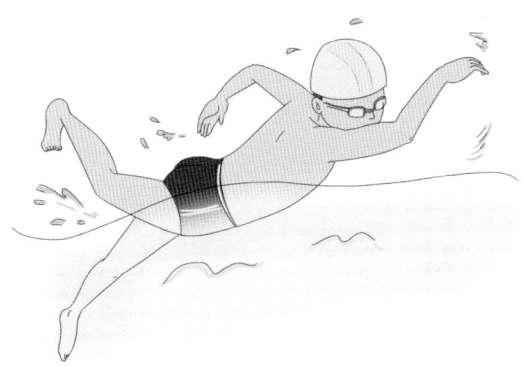

散步能预防"三高"，
让心脏恢复年轻态

散步是一种最轻松的有氧运动，适用于各种年龄段的人群，尤其是老年人。经常散步能增强体内各脏器的新陈代谢功能，改善微血管循环，增强血管弹性，减少脂肪堆积，对改善"三高"，增强心肺功能，预防各种慢性疾病的发生及发展具有积极意义。

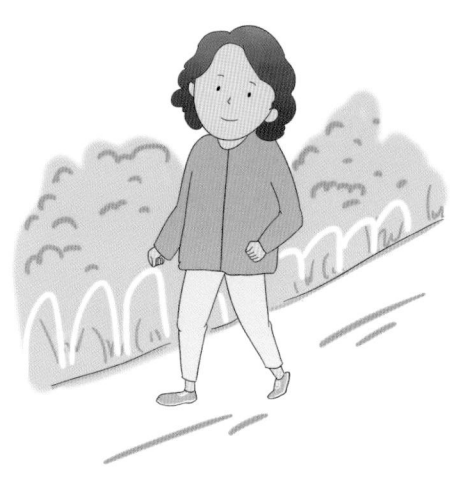

但散步也要讲究方法和技巧。首先，在散步时应保持从容、悠闲的情绪，行走过程中步伐平稳、节奏与频率保持一致。另外，还应尽量深呼吸，这样既能为各组织器官提供充足的氧气，还能增强呼吸系统的功能，对心肺健康有益。

虽然散步的运动量看似不大，但还是要制订运动计划，循序渐进地加大运动量，不让身体感到过度疲劳。散步通常选在傍晚或临睡前进行，每次散步 20 ～ 30 分钟即可。

走路，
简易血管体操

同样是用双脚行走，走路与散步非常相似，但散步的"随意性"更强，而走路更具有一定的目的性，也可以称为"步行运动"。

世界卫生组织把走路喻为一种简易的"血管体操"，可以促进全身的肌肉运动，让人体 50% 的血液流动起来。如果不间断地步行 20 ～ 30 分钟，相当于每小时行走 4000 ～ 5000m，能使心血管系统持续不断地输送新鲜血液遍及全身，可以增强心肌、肺脏和肌肉的功能，并促进血液循环。有规律的步行运动，把握好运动时间和运动量，可以控制血液中胆固醇的水平，保持心血管系统的清洁和健康。

针对每个人体质不同与具体实施的可行性、方便性，走路可分为以下几种方式：

快步走

每日快步走至少 30 分钟，可以分次进行，每次走 10 分钟，以微喘但还能说话的强度为宜。

适宜人群：一般人群。

运动功效：减肥、降压、降糖，预防骨质疏松和心脑血管疾病。

摆臂大步走

走路的时候尽量把双臂前后摆动起来，前手摆臂伸掌尽量高过头顶，后手摆臂要随势后摆伸直。行走的时候，尽量迈大步。

适宜人群：一般人群。

运动功效：提高心脏活力，舒筋强肌，消脂减重。

上下拍手走

在走路时双手先在自己头顶上拍一下掌，然后反手在臀后拍一下。这样一上一下交替进行。一般按照脚走两步、手拍一下掌的节奏运动。

适宜人群：中老年锻炼者，腰、背、肩伤痛者。

运动功效：加强末梢血液循环，可达到舒筋通络、活血化瘀、缓解肩颈酸痛的目的。

原地踏步走

在室内或者室外任何地方，原地抬腿踏步走。可以把大腿抬高些，双臂注意摆动。

适宜人群：老年锻炼者，伤病初愈者。

运动功效：增进全身血液循环，增加腿部力量，增加体力。

上下楼梯走

可以一步一级台阶登，也可以一步登两级台阶甚至三级。速度要均匀，以不感到明显的紧张和吃力为度。

适宜人群：下肢没有陈旧性损伤之健康人群。

运动功效：燃烧脂肪，增强心肺功能和腿部力量，预防骨质疏松。

倒步走

小腿带动大腿，小步往后退，腰背、脖颈保持挺直。倒走时要全神贯注，眼睛注意观察周围道路的基本情况。

适宜人群：一般人群。

运动功效：增强腿部肌肉力量和运动的能量消耗，缓解疲劳，调节心情。

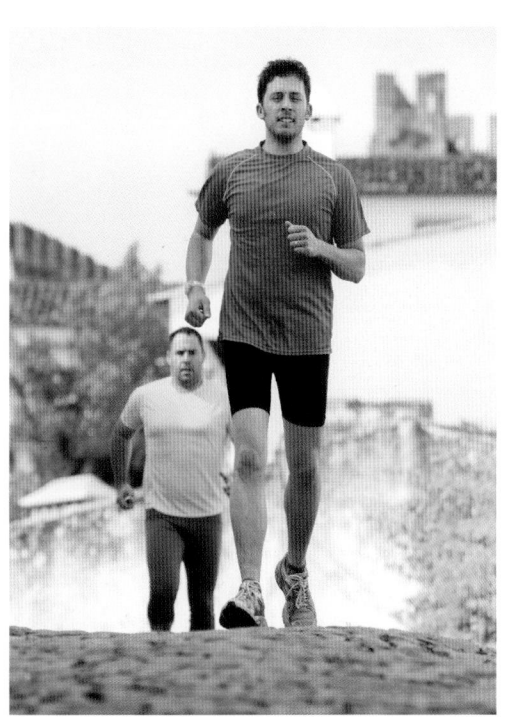

"三高"患者慎晨练，
可选择傍晚运动

许多人喜欢清晨早起锻炼，但从医学角度讲，早晨不是锻炼的最佳时间，尤其对"三高"患者来说，更不宜清晨进行锻炼，因为在早晨锻炼容易发生意外。

人在清晨醒来时，因为交感神经开始兴奋，所以心率会加快，血压也会上升。而且，清晨血液的黏稠度较高，很容易导致血压波动、血糖不稳定。如果此时进行运动，很容易导致心血管堵塞而发病，发生心脑血管梗死的概率也会增加。

针对此种情况，可以在早晨醒来后，继续在床上躺几分钟，然后再缓慢起床。起床后可以先喝一杯温开水。如果要运动，可以选择在傍晚，并根据自身情况选择力所能及的运动。另外，要选择自己熟悉的场地锻炼，以防天黑看不清楚而发生意外。

安全、简便、持久，
保证运动效果

对"三高"患者来说，坚持锻炼的好处毋庸置疑，然而要达到运动降压、降脂、降糖的效果，还要注意选择安全、简便的运动，并长期坚持。

1
安全是运动第一要素，尤其是户外运动。"三高"患者运动前最好能去医院进行全面的体格检查，以确定心肺功能状况和有无不宜进行运动的情况，然后根据检查结果，由康复医生开出运动处方。另外，运动时还要确保患者运动过程中的安全。

2
运动方式要简便、易行，这样不仅不容易造成运动损伤，而且还可以节约成本，方便你随时随地运动。一般来说，"三高"患者可以选择中低强度的有氧运动。这是一种由大肌群参与的全身性运动，能够增强心肺功能，改善体内新陈代谢。

3
运动不在于量，而在于坚持。如高血脂患者只有坚持锻炼6个月以上，才能取得良好的降脂效果。如果只是一时心血来潮，很难取得效果。运动要长期坚持，且循序渐进地进行，不能急于求成，否则不仅容易中途放弃，还会适得其反。

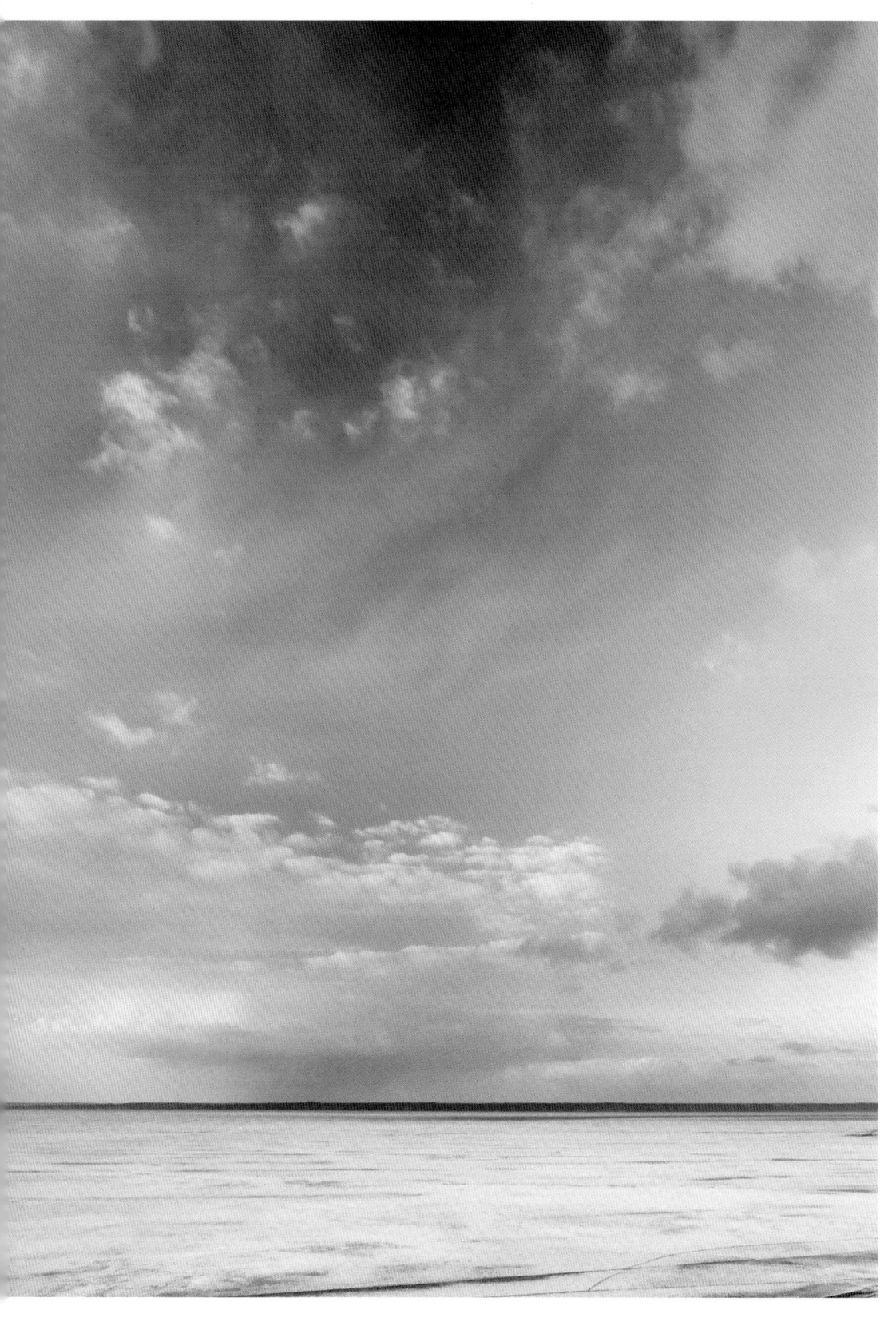

养心，"心病"还需"心药"医

静下心来，
心静则身安

诸葛亮在《诫子书》中曾提到"宁静致远""静以修身""学须静也"。由此可见"静"的重要性。从古至今，"静"都是修身养性的一个重要方法。养心也需时常"静一静"。

研究指出，许多人（尤其是老年人）因为身患疾病或孤独自卑等因素，经常会出现害怕、焦虑不安、失眠、抑郁等情绪障碍，是罹患"三高"和心血管疾病的高危人群。若是能及时调整心态，对疾病的防治都具有十分重要的意义。

静，是指精神、情志保持淡泊宁静的状态，神气清静而无杂念，可达到真气内存、心神平静的目的。研究表明，人在入静后，大脑又回复到儿童时代的脑电波状态，衰老暂时得到"逆转"。中医很早就提出了"心主神明"的概念，说明了心与人的精神、情绪有关。所以，若能经常让自己放松身心，则可以有效减少心血管疾病的发生；已经罹患"三高"或冠心病的患者，更可以减缓疾病的发展进程。

时常静下心来，就能帮助你放松肌肉和心情。

时常静下心来，或静坐冥想，闭目沉思，心无挂碍，思想专注，呼吸也会变得和缓均匀。深而慢的呼吸使进入肺部的空气总量稳定，进入心脏的氧气量也相对稳定，进而有利于血压的调节。而且，静坐时身体能量消耗少，心脏的耗氧量也减少许多，血液循环的力量自然要比平时更强，能帮助净化血管中代谢或堵塞的废物。只需短暂地静坐，借由"静"来修复生命能量，提升身体五脏六腑的功能，从而远离疾病，延年益寿。

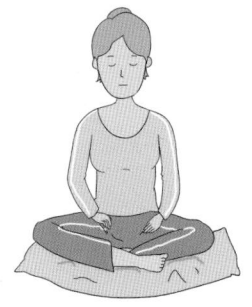

长久的静坐，能帮助我们培养出稳定的心灵力量，产生护心的效果，进而带我们远离心脏相关疾病的纠缠和折磨

你的性格，
是 A 型还是 B 型

性格通常也会影响情绪，诱发疾病，还会影响疾病的康复。这也是 A 型性格的人更容易患冠心病等心血管疾病的重要因素之一。

人的性格按照不同的方式有很多的类别，按照人的行为方式则可分为 A 型性格和 B 型性格。A 型性格的人争强好胜，进取心强，得失心重，常常使自己处于紧张状态。这类型的人性格急躁，容易激动、发怒。

而 B 型性格的人则刚好相反。他们不争强好斗，没有竞争的压力；办事往往慢条斯理；拿得起放得下，懂得为自己舒缓情绪，消除烦恼。

正是由于 A 型性格的人情绪容易激动，遇事后体内肾上腺素、去甲肾上腺素等激素的浓度会明显增加。这些激素会使血管的活性增强，引起全身血管强烈收缩、心跳加快、收缩压和舒张压上升。而那些已经出现粥样硬化的血管由于弹性降低，脆性增大，一旦受到管腔内压力增大的影响，就容易发生破裂，如发生脑出血。可以说，A 型性格的人罹患高血压、高脂血症、糖尿病、心绞痛、心肌梗死等疾病的概率会明显增加。

除此之外，A 型性格的人往往负面情绪大，不利于病情的康复。很多患者在患病后不愿意正视自己的疾病，容易错失最佳治疗时机。因此，生活中非常有必要改变那些对身体健康不利的性格。

从 4 个方面帮助 A 型性格调整心态

不要给自己太高的目标，也不要过于苛求自己。很累的时候不要硬撑，而要马上休息。

有点"阿 Q"精神，别总跟别人比，尤其不要跟比自己强的人比，学会往"下"看。

要给生活添点"颜料"，培养一些业余爱好，增加生活情趣。

要给身体补点"能量"，经常参加体育锻炼。

甘于付出，
不计得失

古语有云："赠人玫瑰，手留余香。"《圣经》里说："施比受更为有福。"可见，"试着为他人付出""多做好事"能让我们变得更快乐。

不计较得失，秉持着一颗纯粹为他人付出的心，久而久之，自己对自己的评价也会越来越高。随着自我评价的提升，个人行动也会越来越自信。当遭遇疾病或痛苦的事情时，便能顺利克服，不轻易被击倒。

所以，从现在开始，多做好事吧！让自己在付出中感到快乐。

遇事要冷静，
学会宽容

研究表明，情绪不稳定、易冲动的人比心态平和、乐观的人更容易患心血管疾病。这是因为不良情绪会扰乱内分泌系统，加速血管硬化，还会加速体内脂肪的分解，大量游离状的脂肪酸悬浮在血液中，使血液的黏稠度增大，增加动脉粥样硬化和血栓的风险。

要知道，人生在世总有许多不如意的地方，烦恼无处不在，如果事事计较，不仅累心更累身。积极向上的情绪状态，使人心情开朗，精力充沛，对生活充满热情与信心。

因此，在平时生活中一定要注意培养平和、乐观的心态，遇事要冷静、切勿冲动，稳定的情绪和良好的精神状态，更有助于远离心血管疾病。

1

微笑
"笑"是化解矛盾、消除烦恼的利器，也是增强心理免疫力的"强心剂"，更是心理健康的"润滑剂"。

2

多些幽默
幽默风趣的言行不仅可以给人带来欢乐，而且在一定程度上能化解生活中的矛盾和冲突，让人远离烦恼与痛苦，使沉重的心境变得豁达、开朗和轻松。

3

学会宽容
宽容是消除隔阂、沟通感情的法宝。凡事多站在别人的角度想一想，豁达大度，就能够在人际交往中获得快乐和满足，心态也会变得更平和。

适度发泄，
烦心事不要都闷在心里

当遇到烦心事的时候，如果能够将心里的不痛快合理及时地发泄出来，也可以让人变得开心起来。

大声哭出来

当心情极度压抑的时候不妨嚎啕大哭，哭过之后往往会感觉轻松很多。

唱歌

约三五好友一起去唱歌，尽量放松自己，释放心里的压力。

运动

心情不好时可以出去爬爬山、打打球，不仅可以发泄情绪，还能提升精气神。

倾诉

向朋友或家人倾诉自己的不如意和不快，也不失为一种好的发泄方法。

想象宣泄

想象美好的事情或者构筑未来，让不完美的事情在想象中变得更美好。

实物发泄

有些人心情不好喜欢通过实物来发泄。可以准备一些不会对其造成伤害和损失的物品，比如不倒翁、橡皮泥、枕头等。

培养兴趣爱好，
让生活更有意义

日常生活中培养兴趣爱好，多做一些自己喜欢做的事情，可以让生活更充实，也更有意义，对预防"三高"和心血管疾病，以及控制病情的发展等都有较大帮助。那么，怎样培养一项兴趣爱好呢？

想想自己喜欢什么，发现自己的兴趣所在。比如，美的图画，美的文字，美的音乐，美的服饰，美的食物……根据兴趣培养爱好。如果你喜欢美的图画，不妨学习摄影或绘画；如果你爱好美食，不妨平时多下厨；如果你爱听音乐，可以学习一两样乐器……爱好不必很多，一两个就好。

热爱生活，做些自己喜欢的事情

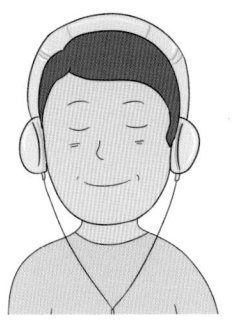

◎ 或聆听或弹奏，音乐总会带给人愉悦或平静的心情，有助于情绪舒缓。

◎ 当人在专心练习书法绘画时，会摒除杂念，身心达到放松的状态。

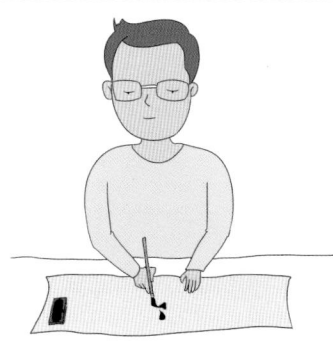

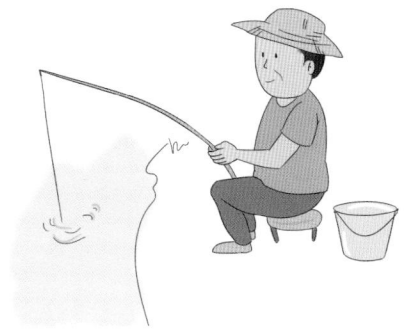

◎ 垂钓不仅有动，更有静，对陶冶情操、排解压力、放松身心很有帮助。

◎ 长期练习太极拳的人一般心态比较平和，"心病"也较少。

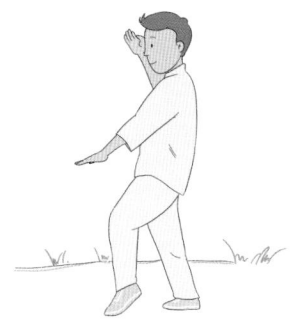

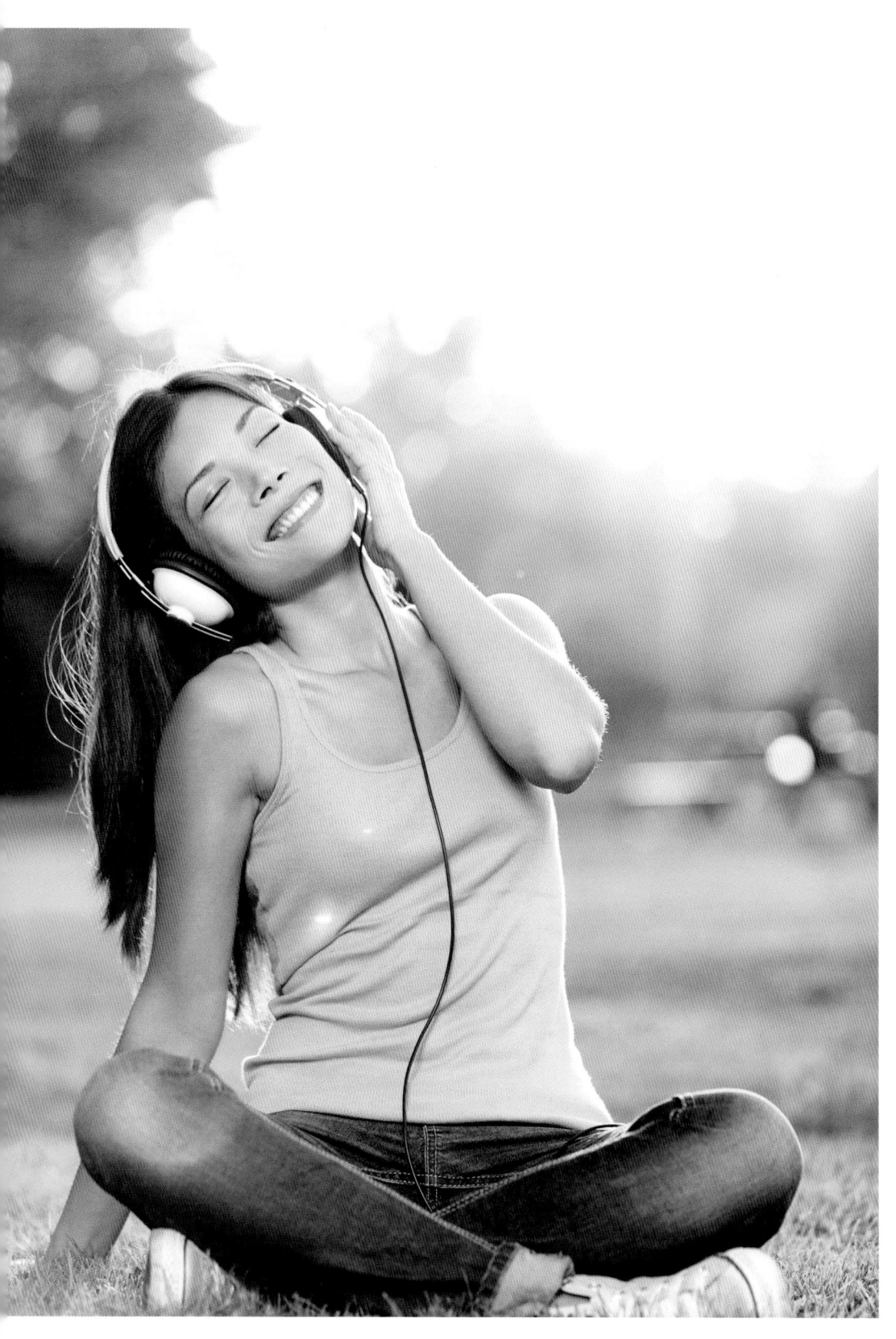

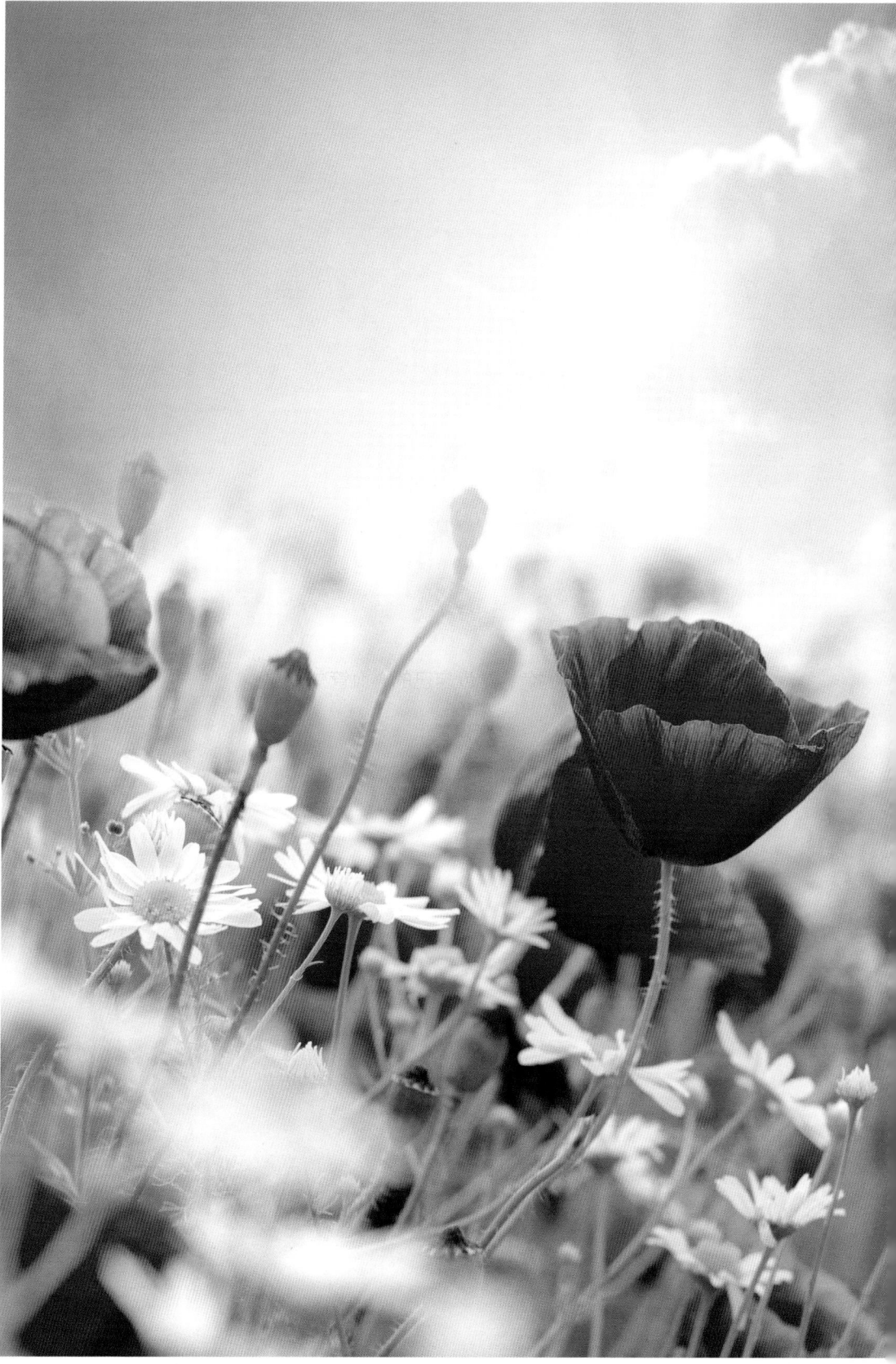

PART 3

降压"活"心
——为你的心血管减减压

维护心脏与血管健康，就不得不重视高血压的危害。本章节从基本知识、日常饮食和生活习惯三大部分着手，教你如何降低高血压对自身的危害，为自己的心血管减减压，让我们的心血管更加健康，以此来保健养生、延年益寿。

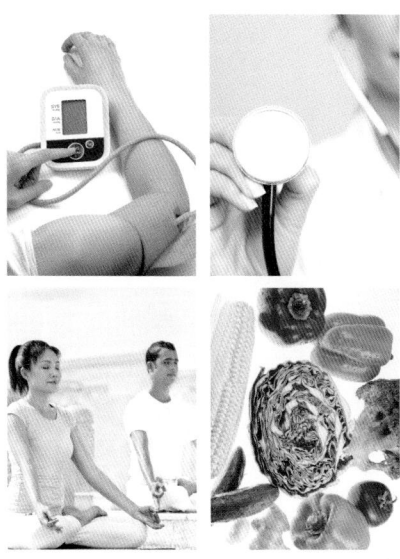

基础知识篇

9 类人群需要重点关注
血压问题

高血压和其他病症一样，也有易感人群。弄清楚高血压较为"青睐"的人群，对我们防范高血压及其并发症有着重要的指导意义。

有高血压家族史的人

临床发现，高血压患者中有 60% 以上具有家族史。因此，如果父母、兄弟、姐妹等直系家属中患有高血压的人较多，就一定要引起警惕，定期测量血压。

超重和肥胖者

体重越重，患高血压的危险性也就越大，尤其是腹部比较肥胖的人群，其高血压的发病率会比一般人高 2 ～ 3 倍。

服用某些药物的人

如口服避孕药、非固醇类抗炎药、甘草等也会引起血压升高。

中老年人

通常情况下，血压会随着年龄的增长而升高。有统计资料表明，40 岁左右的人约有 19% 患高血压，50 岁左右的人约有 40%，60 岁以上的约有 63%。而且中老年人血压容易波动，常常伴有多种并发症。

长期精神紧张、压力过大的人

长期工作劳累、精神紧张、睡眠不足、压力过大、焦虑和抑郁等，都可能引起高血压，并影响其病程及预后。

膳食高盐者

饮食习惯对人体健康的影响很大。长期口味重、摄入过多的盐分，往往会给心血管和肾脏造成极大的负担，易引起高血压的发生。

情绪波动大的人

人在情绪波动时，体内会产生一些如肾上腺素、儿茶酚胺等物质，这些物质易造成血管痉挛、血压增高。

长期吸烟、饮酒者

长期吸烟、大量饮酒是引发高血压、高血脂和糖尿病等病症的重要原因。其中，饮酒过量会使人体热量增多，血压升高，而吸烟可致癌，是健康的大敌。

记住 140/90，
简单又平安

血压超过多少才算高血压呢？按照我国 2010 年颁布的《中国高血压防治指南》，我们将成人的高血压定义为：

在未使用抗高血压药的前提下，经非同日（一般间隔 2 周）的 3 次测量，收缩压 ≥ 140mmHg 和 / 或舒张压 ≥ 90mmHg，则为高血压。

"140/90"是高血压患者必须记住的一条线，它既是高血压诊断的分界线，也是高血压开始治疗的起始线，更是高血压控制的达标线。

定期测量血压是唯一能及时发现高血压的办法。如果自测或筛查时发现血压高于 140/90mmHg，就应该到正规医院的心内科去确诊。

自我测试：你的饮食和生活是否达标？

饮食和生活习惯测试表

问题	评判			备注
	是 （2分）	不确定 （1分）	不是 （0分）	
一日三餐是否规律				
营养是否均衡				0 ~ 2 分：不达标
是否偏于清淡饮食				2 ~ 4 分：低度达标
平时很少吃零食				4 ~ 6 分：中度达标
是否经常锻炼身体				6 ~ 8 分：基本达标
是否经常熬夜				10 分：完全达标
从不吸烟				
不大量饮酒				

出现以下症状者，
应尽快就医

高血压的常见症状往往因人、因病期而异。防范高血压，早发现早治疗是关键。有以下疑似高血压症状者应该尽快就医，以免延误病情。

头晕、头痛

高血压引起的头晕常表现为一种持续性的沉闷不适感。头痛多发生在太阳穴和后脑勺部位，表现为一种持续性钝痛，或搏动性胀痛，甚至有炸裂样剧痛。

烦躁、心悸、失眠

性情较急躁，遇事敏感、易激动，且由于心脏功能异常，容易出现心悸的症状。失眠多表现为入睡困难或早醒，噩梦、睡眠不实、易惊醒。这三种症状往往相互影响，形成恶性循环。

肢体麻木

常见手指、脚趾麻木，皮肤有虫子爬行感，颈部及背部肌肉紧张、酸痛等，部分严重患者还会感觉手指不灵活。一般情况下，当血压降低时，这些症状也会有所好转。

视力下降

如果出现不明原因的视力模糊，可考虑是高血压引起。尤其是中老年人，由于颅内压和血压的升高，极易出现短暂性的眼睛刺痛、视物不清、重影等症状。

高血压目前还没有根治的方法，一旦确诊为高血压，就要及时纠正不良的生活习惯，注意休息，规律生活，低盐低脂低糖饮食，控制体重，适当运动，保持心情舒畅。如果生活调理、饮食控制不能使血压降低，就要服用降压药治疗，使血压达标，减少对心脑血管的损害。特别是易患高血压的危险人群，更应该实时监测自己的血压状况，做到早发现、早治疗、早达标。

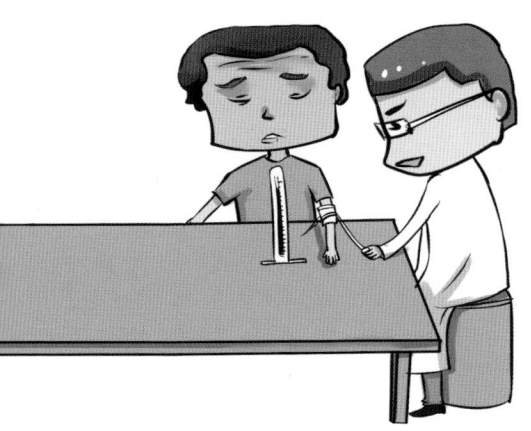

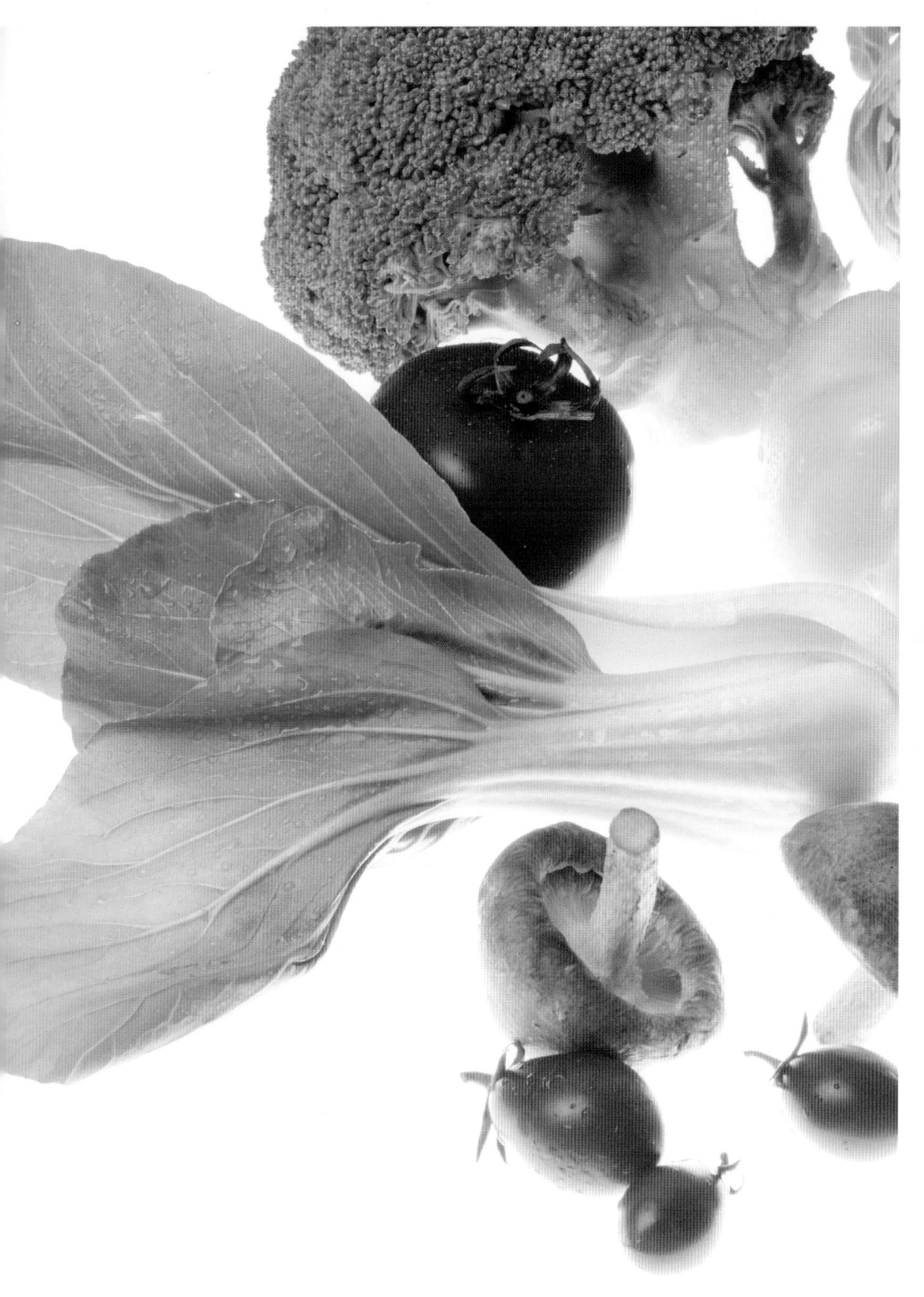

二

饮食调理篇

抓住 4 个饮食重点，有效改善高血压

从某种意义上说，高血压是"吃出来"的病。饮食疗法是高血压治疗的基石。要想使血压保持在理想的范围内，合理地控制饮食极为重要。日常生活中，掌握饮食的相关技巧以及原则并严格遵守，谨记饮食宜忌，对于降血压有很大的帮助。

坚持低盐饮食

饮食中钠盐摄入过量、脂肪和胆固醇摄入过多、钾摄入不足等，都会在不知不觉中增加高血压的发病率。尤其是高盐饮食，是引起血压升高的一个重要原因。

食盐的主要成分是氯化钠，体内摄入过多的氯化钠会使心血管的负担加大，使血管阻力增加，还会加重肾脏的排泄负担，从而诱发血压升高。

远离辛辣刺激

高血压患者的饮食首要要求就是清淡，要少吃油腻、辛辣刺激、兴奋神经系统的重口味食物。

咖啡、浓茶、白酒等可使交感神经兴奋，导致血压升高。尤其是服药期间，若饮用浓茶还会降低药物的治疗效果。

控制热量

高血压患者应严格限制日常饮食中的总热量摄入，使体重保持在正常范围内。此外，肥胖的患者应减肥，在饮食中必须控制主食以及脂肪的摄入量，尽量少食或不食糖果、饼干、甜味饮料、油炸食物等高热量食品。

营养均衡

在高血压患者的饮食疗法中，营养均衡具有十分重要的意义。所谓营养均衡，就是要保证在日常饮食中，各种不同的营养物质的摄取要全面而适度，包括糖类、蛋白质、膳食纤维、维生素和多种矿物质等。此外，在维持均衡营养摄入的基础上，应限制脂肪和胆固醇的摄入，以免加重病情，不利于心脑血管疾病的康复。

摄取定量高钾与膳食纤维食物，帮助降血压

▮▮▮▮

钾是天然的降压药物，摄取一定量的高钾食物，能帮助排出多余的钠，减轻心血管的负担，对高血压患者有益。

钾是钠的克星

钾可加速体内钠的代谢与排出，防止高盐摄入引起的血压升高。钾还可以扩张血管，降低外周血管阻力，使受到"高压血流"的动脉壁不易发生机械性损伤，从而起到防护血管损伤的作用，降低脑卒中等心脑血管疾病的发病率。

因此，高血压患者可适量吃一些钾含量较高的食物，如茼蒿、豌豆苗、冬笋、紫菜、玉米、草莓以及豆类。另外，钾易溶于水，在烹调高钾食物时，蔬菜尽量先洗再切，或将食材做成汤品，食用时连汤饮用，可避免钾流失。

含钾丰富的食物有很多，下表列举了一部分日常生活中常见的高钾食物及其每 100g 食物中的含钾量，供你参考。建议每人每日摄入钾约 2000 mg。

含钾丰富的食物（每 100g 食物含钾量）

食物名称	含量（mg）
茼蒿	639
黑枣	630
豌豆苗	614
冬笋	587
榴莲	451
红枣	432
上海青	411
红苋菜	408
草菇	394
菠菜	365
黄豆芽	330
胡萝卜	312
大头菜	300
圣女果	298
空心菜	287
草莓	262
桂圆	251
香蕉	223
猕猴桃	206
开心果	198
香瓜	195
龙眼	192
樱桃	162
李子	152
哈密瓜	140

膳食纤维还可降低胆固醇

膳食纤维是一类不被人体消化吸收的多糖，是纤维素、半纤维素、木质素和果胶等物质的总称。

膳食纤维主要有两种，即水溶性膳食纤维和非水溶性膳食纤维。水溶性膳食纤维的主要作用是减缓消化速度和排泄胆固醇，能将包括钠在内的众多有害物质与粪便一起排出体外，让血液中的血糖和胆固醇控制在理想水准，并帮助预防高脂血症；非水溶性膳食纤维常见于我们平时所吃的蔬菜中，主要是排泄对人体有毒和有害的致癌物质。

膳食纤维作为人们日常饮食营养素中的"第七大元素"，已经越来越多地引起人们的重视，尤其是对于高血压患者来说，多吃富含膳食纤维的蔬果和其他食物，能有效促进钠盐排出，降低胆固醇，起到调节血压的作用。

目前，已经有近50项的营养学研究结果表明了膳食纤维对血压控制的有利影响——每日增加14g的膳食纤维摄入，平均可使收缩压下降1.6mmHg，舒张压下降2mmHg。

世界粮农组织建议正常人群膳食纤维摄入量应为每日27g。右表列出了含膳食纤维丰富的20种食物，但也要注意适度摄取，以免引起腹胀、腹泻等不适。

含膳食纤维丰富的食物
（每100g食物膳食纤维量）

食物名称	含量（g）
茯苓	80.9
山楂（干）	49.7
竹荪（干）	46.4
辣椒粉	43.5
高良姜	43.3
八角	43
辣椒（红、尖、干）	41.7
裙带菜（干）	40.6
甘草	38.7
罗汉果	38.6
藿香	37.6
咖喱	36.9
莱菔子	35.6
松蘑（干）	35.1
发菜（干）	35
茴香	33.9
红菇	31.6
香菇（干）	31.6
小麦麸	31.3
银耳（干）	30.4

合理摄取维生素，
有效预防动脉粥样硬化

维生素是维持正常的生理功能而必须从食物中获得的一类微量有机物质，在人体生长、代谢、发育过程中发挥着重要的作用。

维生素 A 维持血压稳定

维生素 A 是机体内能够有效捕获活性氧的抗氧化剂，对于防止脂质过氧化，维持血压稳定，预防心血管疾病，以及延缓衰老均有重要意义。

富含维生素 A 的食物及每日推荐用量表

苹果	香蕉	荔枝	绿豆	茄子	胡萝卜	豌豆苗	鸡蛋
120g	60g	50g	40g	60g	40g	100g	100g

维生素 C 防止血管堵塞

维生素 C 能促进人体合成氮氧化物，扩张血管，防止血管堵塞，从而辅助降压。维生素 C 还能使血液中的胆固醇氧化，变成胆酸排出体外，降低动脉粥样硬化的概率。

富含维生素 C 的食物及每日推荐用量表

猕猴桃	西红柿	草莓	山楂	葡萄柚	青椒	包菜	菠菜
70g	100g	60g	50g	100g	70g	100g	80g

维生素 E 调节脂质代谢

维生素 E 是一种脂溶性维生素，能通过消耗脂肪调节脂质代谢，扩张末梢血管，改善末梢血液循环，预防动脉粥样硬化。

富含维生素 E 的食物及每日推荐用量表

橘子	柠檬	樱桃	石榴	芦荟	山药	杏仁	鱼肝油
80g	60g	30g	30g	15g	60g	30g	20g

补充钙和镁，
轻松降血压

钙和镁是维持血压稳定的两大重要的矿物质元素，高血压患者在日常饮食中有针对性地补充这两种物质，对于降压有很大的帮助。

补钙降血压

众所周知，钙是骨骼、牙齿及软组织的重要成分。但是你知道吗，在高血压的预防及治疗中，钙同样起着降低血压的奇效呢！

血液中的钙具有降低血脂、防止血栓形成的功能。同时，可以强化、扩张动脉血管，达到降低血压的作用。

营养学家建议健康成人每日摄入钙约800mg，含钙丰富的食物有芹菜、紫甘蓝、紫菜、黄豆、豆腐、牛奶、鱼、虾等。

而钙的好搭档维生素D，是体内一种重要的代谢调节因子，可以通过调节体内钙离子的浓度，对血压产生一定的积极影响。因为维生素D必须在日光（其中含有紫外线A和紫外线B）的照射下才能"激活"，发挥其调控作用。因此，日常生活中，你不妨多去室外晒晒太阳，享受阳光、营养和健康。

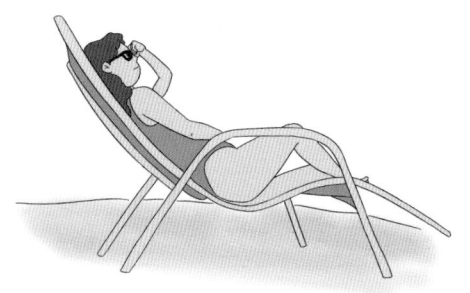

补充镁元素降压

镁是维持心脏正常活动的重要元素，作为腺苷酸环化酶的激活剂，镁能促进血管扩张，辅助心脏顺利舒缩，将血液运送至全身。此外，镁还能稳定血管平滑肌细胞膜的钙通道，激活钙泵，泵入钾离子，限制钠内流，还能减少应激诱导的去甲肾上腺素的释放，从而起到降低血压的作用。

营养学家建议成人每日需摄入镁约330mg。富含镁的食物有很多，下表中列举了8种。

富含镁的食物及每日推荐用量表

荞麦	薏米	黑豆	紫菜	木耳	小米	黄花鱼	河虾
50g	60g	60g	20g	25g	60g	110g	70g

在补充镁时应少吃高脂肪的食品，以免影响人体对镁的吸收。另外，平时也要少吃含镁量低的精制白米、白面等。

科学饮酒，
减少乙醇摄入

长期大量饮酒，对稳定血压极为不利。高血压患者应注意减少乙醇摄入量，科学饮酒。

乙醇是高血压的大敌

乙醇是酒的主要成分，经研究，当每日乙醇摄入量≥20g，收缩压和舒张压均有升高的趋势，而每日乙醇摄入量超过78g的人，其高血压的发病率约为普通人的2倍。这是因为，乙醇有利尿的作用，一般饮酒后4～5个小时血管开始收缩，而血管的阻力会增加，血压出现反弹性增高，易诱发高血压急症。

高血压患者科学饮酒须知

◎ 可少量饮葡萄酒、黄酒，不宜饮白酒、啤酒等。

◎ 不要空腹喝酒，选择低度酒，喝酒时不喝碳酸饮料等。

◎ 乙醇是一种有机溶剂，能使消化道血管扩张，并溶解消化道黏膜表面的黏液蛋白，使致癌物质极易被人体吸收。因此，胡萝卜、凉皮、熏腊食品及烧烤食物等不宜作为下酒菜。

严格控制
每日盐分的摄取量

世界卫生组织建议，每人每日食盐用量应在5g以内，高血压患者每日食盐量不超过3g，糖尿病患者不超过2g。糖尿病、高血压患者需要严格控制每日盐分的摄取量。

日常饮食中，可以通过采用高钾低钠盐代替普通钠盐；多用天然香味的食材，如紫菜、香菇、洋葱、青椒等和清淡食物一起烹调；利用高汤蒸煮食物，减少调味料的使用等方式，达到低盐饮食的目的。

需要注意的是，单纯口感的咸淡，并不能用来判断"钠"是否摄入过量，高血压的防治中，"隐形盐"不容忽视。我们常吃的食物，如饼干、面包、冰激凌等都含有大量的钠盐，高血压患者应谨慎食用。

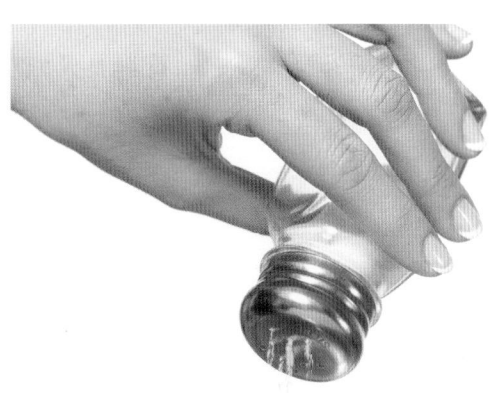

多用植物油，
高血压患者明智的选择

　　植物油可以说是高血压患者的"降压油"。对于高血压患者来说，日常饮食的烹饪中，应多选择植物油，少食用动物油、奶油等。建议每人每日食用植物油以不超过 25g 为好。

植物油降压原理

　　植物油含有大量的不饱和脂肪酸，其进入人体后会转化为二十碳四烯酸，是前列腺素合成的主要原料，能扩张血管、防止血液凝固，从而降低血压。此外，不饱和脂肪酸还有抑制血栓形成的作用，可调整胆固醇代谢，促进胆固醇氧化，生成胆酸，并与胆固醇结合成不饱和脂肪酸胆固醇酯，便于胆固醇转送。

不同植物油的选择

橄榄油
防止钙质流失，预防消化系统疾病、心脑血管疾病，降低癌症发病率。
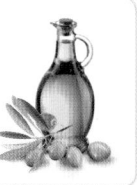

大豆油
促进儿童的身体和智力发育。

葵花籽油
在美容养颜方面功效尤为显著。

花生油
防治心血管疾病、预防新生儿神经管畸形、延缓衰老等功效。
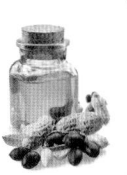

玉米油
有助于降低血脂和防止动脉粥样硬化的发生，维护女性皮肤健康。
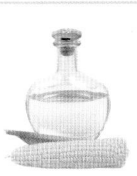

茶油
可降低胆固醇，帮助预防和辅助治疗高血压等心脑血管疾病。
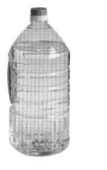

红花籽油
"亚油酸之王"，具有活血、通络、散瘀的功效，且容易被人体吸收。
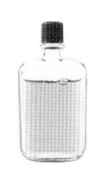

注意

　　菜籽油虽然是植物油，但它富含一种叫芥酸的长链脂肪酸，长期食用会因芥酸蓄积过多而更易产生血管壁增厚和心肌脂肪沉积等问题。世界卫生组织建议，食用菜籽油中的芥酸含量不得超过 5%，而未经处理的菜籽油芥酸含量可高达 40%。因此，老年人尤其是高血压、冠状动脉供血不足如有心绞痛者，不宜食用菜籽油。

专家推荐:
餐桌上的"降压药"

下面为大家介绍一些对调节血压有帮助的营养元素,并推荐日常生活中有降压功效且可以轻松获取的食材和常见的中药材,以及特效降压食谱。掌握了这些"镇压"之宝,让你的血压不再"高人一等"。

以下图表中部分营养素简称如下:
纤——膳食纤维,C——维生素C,B——B族维生素,酸——牛磺酸,
类——类黄酮

五谷类

小米（B、钙）

  小米含有维生素 B_1、维生素 B_2 等B族维生素,能降低血清总胆固醇与三酰甘油,促进血液循环。而其所含的钙可降低血脂,防止血栓,还可以增强血管弹性以降低血压。

豌豆（纤、C）

  豌豆中的维生素C有利于提高人体免疫力,氧化胆固醇,畅通血流,防止血管堵塞,平稳血压。含有的膳食纤维可在促进排便的过程中帮助胆固醇排泄。

玉米（钙、硒）

  玉米含有钙、硒、卵磷脂、维生素E等营养成分,具有降低血清总胆固醇,预防高血压、冠心病等心脑血管疾病的作用,还能延缓衰老、防癌抗癌。

黑豆（纤）

  黑豆中含有丰富的膳食纤维,能在促进排便的过程中排出多余的钠盐。此外,常食黑豆能软化血管,对高血压及冠心病等疾病的治疗大有益处。

黑米（钾、镁）

  黑米是调压降压的大众五谷食材,其中的钾和镁等矿物质有助于钠的代谢与排出,帮助人体调节血压,辅助心脏正常活动,降低罹患动脉粥样硬化的概率。

红薯（多糖）

  红薯富含大量黏多糖物质,可保持人体动脉血管的弹性,防止胆固醇在血管壁沉积,从而有效降低血压,减少心脑血管疾病的发病率。

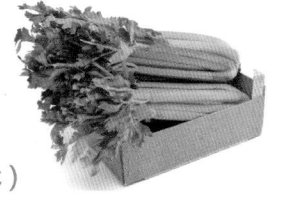

芹菜（纤、C）

　　芹菜中含有的维生素能降低毛细血管的通透性，辅助降压。还能对抗肾上腺素的升压作用，利尿效果显著。

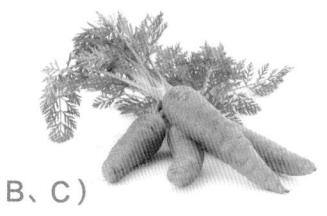

胡萝卜（B、C）

　　胡萝卜中的胡萝卜素含有琥珀酸钾成分，有良好的降压功效，而B族维生素有助于稳定血压。

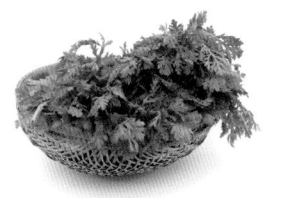

茼蒿（纤）

　　茼蒿含有膳食纤维和一种独特的挥发性精油，具有降血压和补脑提神的作用。

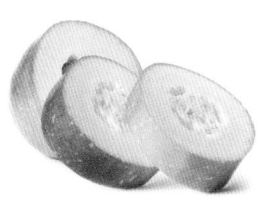

冬瓜（钾）

　　冬瓜的钾盐含量高，钠盐含量低。此外，冬瓜还能减肥降脂。

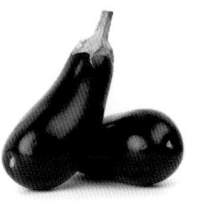

茄子（类）

　　茄子富含类黄酮，能保持血管壁的弹性，防止毛细血管破裂出血，维护心血管健康。

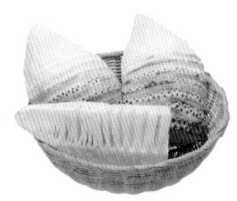

竹笋（纤）

　　竹笋含有人体必需的8种氨基酸，是高蛋白、低脂肪、多膳食纤维的食物，能帮助降压，效果显著。

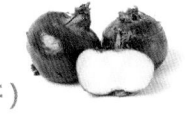

马蹄（纤）

　　马蹄中含有不耐热的抗菌成分——荸荠英，对血压有一定的抑制作用，所含的膳食纤维也可降压。

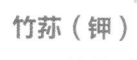

竹荪（钾）

　　竹荪所含的矿物质钾可以扩张血管，降低外周血管阻力，从而起到防护血管损伤的作用。

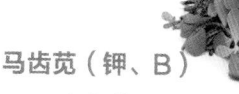

马齿苋（钾、B）

　　马齿苋含有大量的钾盐，可直接作用于血管壁，使其扩张，防止动脉管壁增厚，辅助降压。

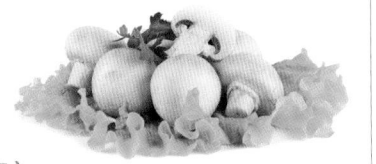

口蘑（硒）

口蘑是良好的补硒食品，它能防止过氧化物损害机体，辅助治疗因缺硒引起的血压升高和血液黏稠度增加。

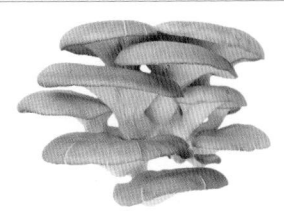

平菇（钾）

平菇含有一种特殊成分——酪氨酸酶，有降低血压和胆固醇的作用，且平菇脂肪含量低，适合高血压患者。

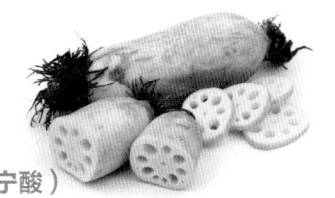

莲藕（单宁酸）

莲藕含有大量的单宁酸，可防止出血，治疗高血压引起的蛛网膜下腔出血以及脑出血等疾病。

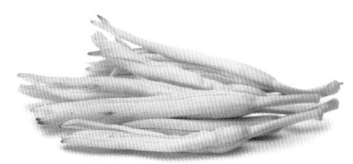

黄花菜（A）

黄花菜是心脑血管疾病患者的保健蔬菜，能降低血清总胆固醇，清除血管的沉积物，降低血压。

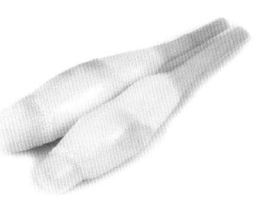

茭白（硫）

茭白富含有机氮素，并以氨基酸状态存在，能提供硫元素，降低血清总胆固醇和血压，对高血压患者有益。

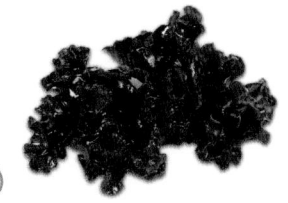

黑木耳（钾）

黑木耳是优质的高钾食物，可有效降低血压，防止血液凝固，有助于减少动脉粥样硬化和高血压的发生。

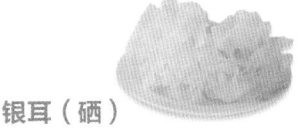

银耳（硒）

银耳含硒，可以增强机体抗肿瘤的免疫力。此外，其含有的维生素D对防治高血压也大有裨益。

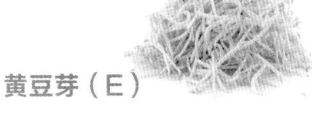

黄豆芽（E）

其所含的维生素E能保护毛细血管，防止动脉粥样硬化，还可利水消肿，对高血压有较好的食疗效果。

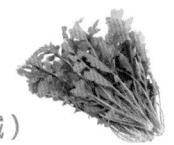

荠菜（胆碱）

研究表明，荠菜所含的胆碱、乙酰胆碱、荠菜酸钾等成分降低血压效果明显，可用于高血压的食疗。

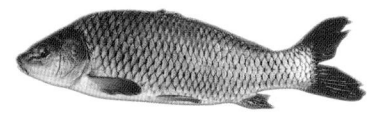

鲫鱼（钙）

鲫鱼对防治动脉粥样硬化、高血压和冠心病均有效果，常吃还可以降血压和血脂，有助于减肥。

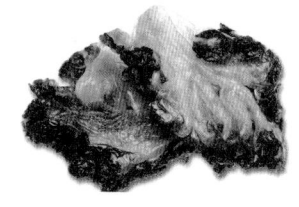

海蜇（酸）

海蜇含有类似于乙酰胆碱的物质，能扩张血管，降低血压。其所含的甘露聚糖可防治动脉粥样硬化。

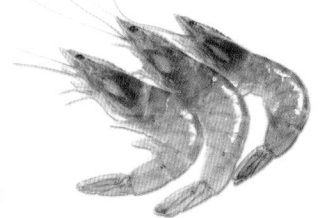

虾（镁）

虾中含有丰富的镁，对心脏功能具有重要的调节作用，能保护心血管系统，减少血液中的胆固醇含量。

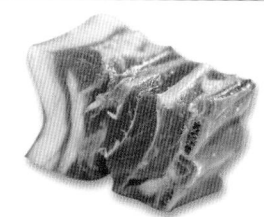

羊肉（酸）

羊肉含有的牛磺酸能抑制肾上腺素的分泌，避免因紧张、压力而导致的血压居高不下。

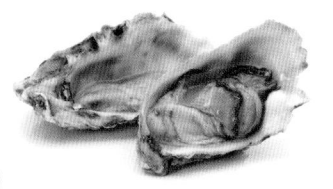

牡蛎（酸）

牡蛎富含维生素和多种微量元素，所含的牛磺酸能降低血清胆固醇浓度，预防动脉粥样硬化。

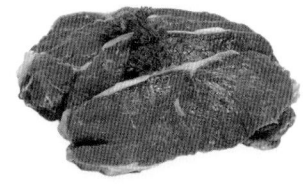

牛肉（B）

牛肉的蛋白质中含有人体必需的氨基酸，高血压及其他心脑血管疾病患者可适量食用。

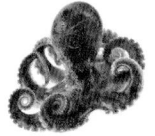

章鱼（酸）

章鱼富含牛磺酸，能双向调节血压，对于高血压、低血压和脑血栓等病症均有很好的食疗效果。

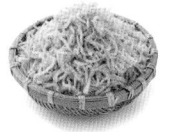

银鱼（钾）

常食银鱼，能提高自身免疫力。同时，银鱼可扩张动脉血管，辅助降压。

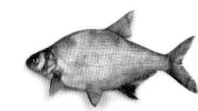

武昌鱼（不饱和脂肪酸）

武昌鱼能促进血液循环，富含的不饱和脂肪酸有助于高血压患者控制病情。

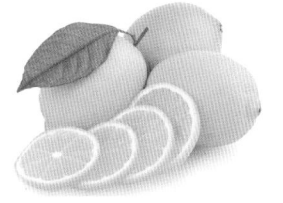

柠檬（类、C）

柠檬富含维生素C和类黄酮，能增强血管弹性和韧性，具有预防和辅助治疗高血压的效果。

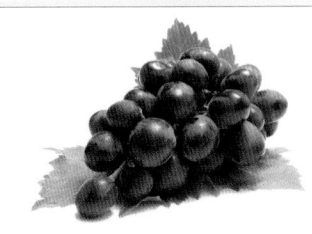

葡萄（钾）

葡萄富含钾元素，能帮助人体累积钙质，增强肾脏功能，调节心律，有效降低血压。

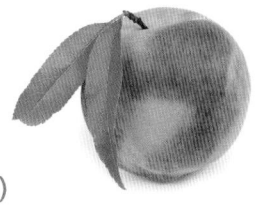

桃子（B、钾）

桃子含有的B族维生素和钾元素都是对降压特别有效的营养元素，可帮助排出体内多余的钠。

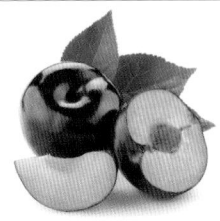

李子（钙、铁）

李子中含有较多的钙、铁等矿物质，有助于抵抗高钠的不利影响，稳定血压。

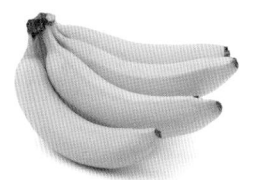

香蕉（B、C）

香蕉含有血管紧张素转化酶抑制物质，可抑制血压升高，是防治高血压极佳的水果。

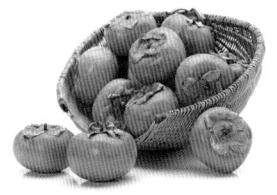

柿子（黄酮苷）

柿子含有黄酮苷，可增加冠状动脉流量，改善冠状动脉供血不足，软化血管，降低血压。

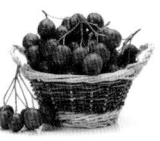

山楂（类）

山楂所含的三萜类及黄酮类物质具有显著的扩张血管和降低血压的功效，常食可降压。

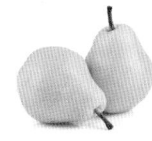

梨（B）

梨所含的维生素 B_1 能保护心脏，减轻疲劳，维生素 B_2 及叶酸还能增强心肌活力，降低血压。

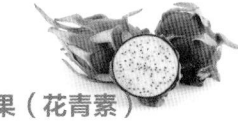

火龙果（花青素）

火龙果中含有花青素，能增强血管弹性，保护动脉血管内壁，预防高血压引起的动脉粥样硬化等。

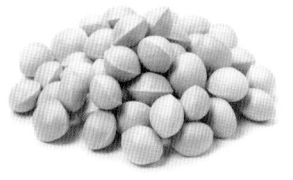

银杏

　　银杏含有以黄酮为主的有效成分，有助于改善心脑血管及周围血管循环功能，调节血脂，降低血压。

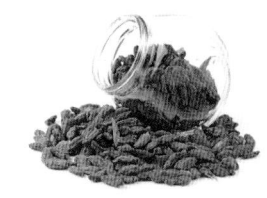

枸杞子

　　枸杞子能降低胆固醇和三酰甘油，防止动脉粥样硬化的形成，降低高血压的发病风险。

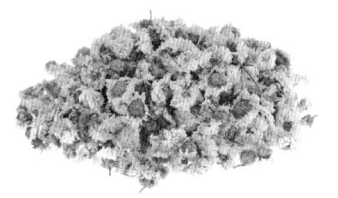

菊花

　　菊花功效齐全，包括疏风、清热、明目、降压、解毒等。高血压患者常食对身体有益。

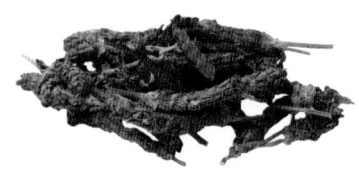

夏枯草

　　夏枯草的全草都有降低血压的功效，平时可以用其泡茶，清热除烦、明目降压。

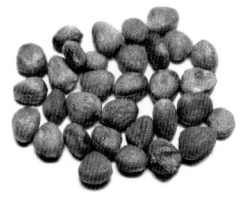

莱菔子

　　莱菔子提取液有缓和而持久的降压作用，且效果稳定，无明显的毒性及不良反应，可煎服。

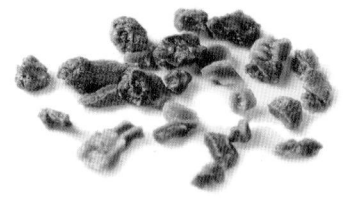

三七

　　三七能增加冠状动脉血流量，加强和改善冠状动脉微循环，增加心肌灌注，可用于治疗心肌缺血。

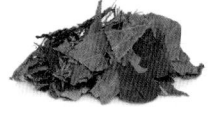

淫羊藿

　　淫羊藿主要是通过扩张周围血管来降低血压的，对人体心脑血管及内分泌系统有良好的保健作用。

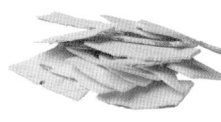

葛根

　　葛根中的黄酮能增加脑及冠状动脉的血流量，改善高血压患者脑部的血液循环，尤其适合女性患者。

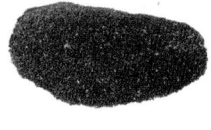

青葙子

　　青葙子味苦，性寒，归肝经，有清热利湿、祛火降压之功效，适用于中医的肝火炽盛型高血压患者。

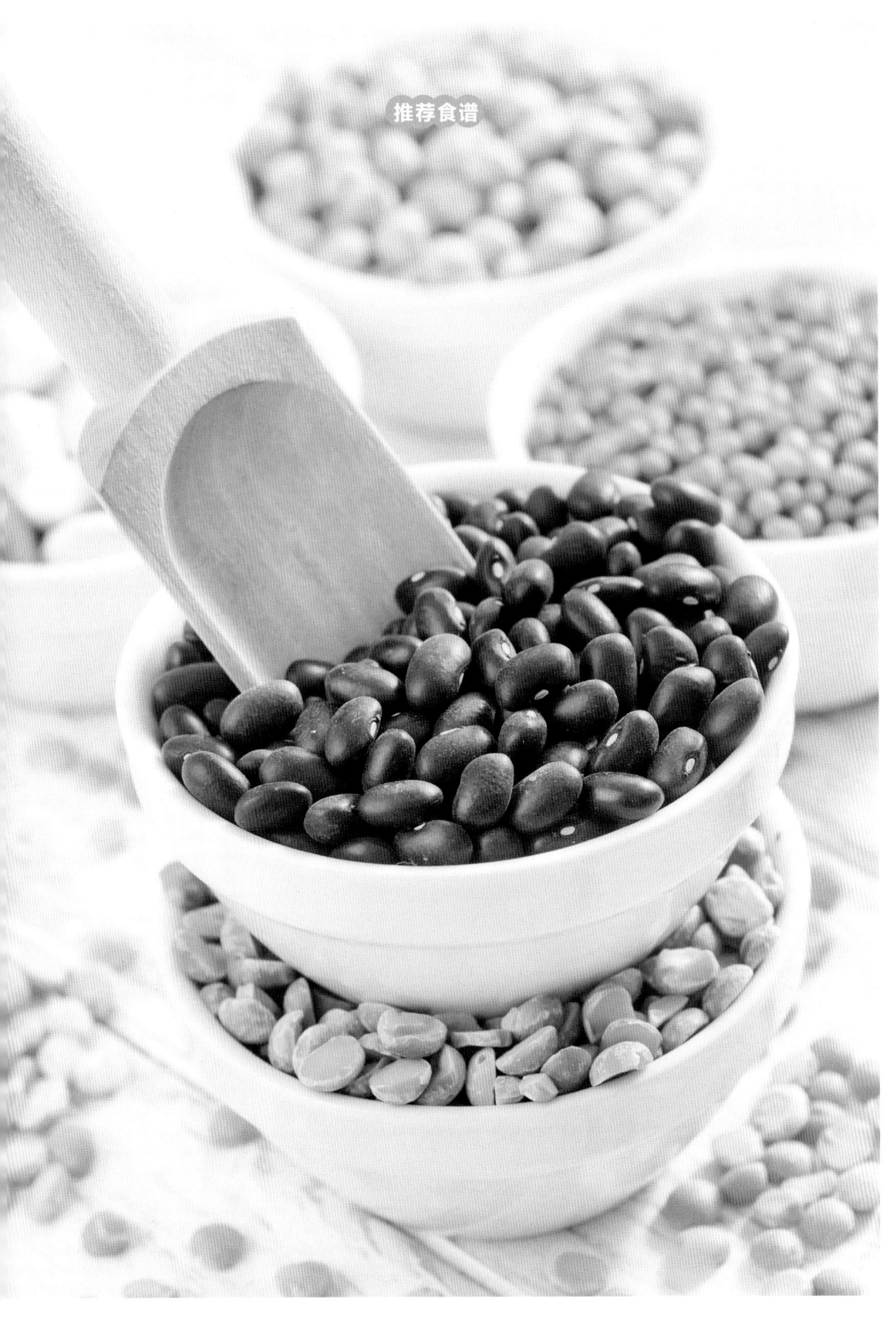

推荐食谱

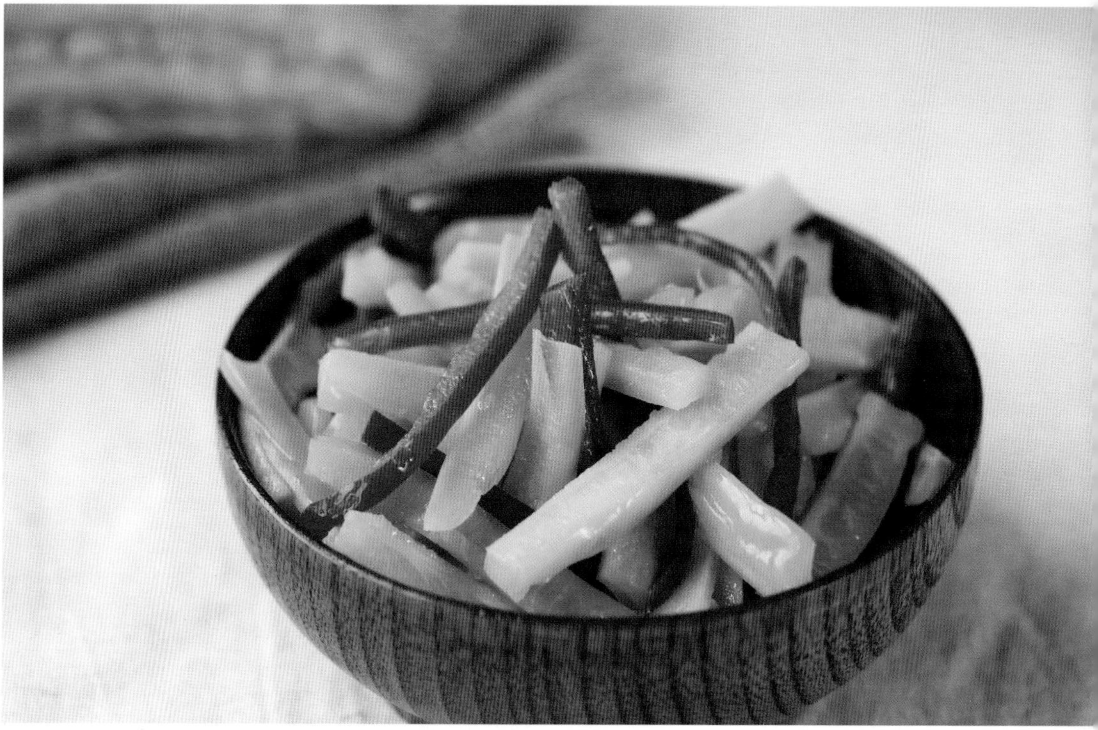

彩椒拌苦瓜

原料

苦瓜······················ 150g

彩椒······················ 少许

调料

盐·························· 2g

白糖······················ 2g

陈醋······················ 9mL

小苏打···················· 适量

芝麻油···················· 适量

食用油···················· 适量

蒜末······················ 少许

做法

1. 洗净的苦瓜去瓤，切成粗条；洗好的彩椒切粗丝。

2. 锅中注入适量清水烧开，淋入少许食用油。

3. 倒入彩椒丝，拌匀，煮至断生，捞出待用。

4. 沸水锅中再倒入苦瓜条，撒上小苏打，煮至熟透后捞出。

5. 取一个大碗，放入焯熟的苦瓜条、彩椒丝。

6. 撒上蒜末，加盐、白糖，倒入陈醋、芝麻油，拌匀。

7. 将拌好的菜肴装入盘中即成。

【 营养功效 】

　　苦瓜含有胡萝卜素、膳食纤维、B 族维生素、维生素 E、苦瓜苷及多种矿物质，具有增强免疫力、降血压等功效，尤其适合高血压患者在夏天食用。

扫一扫看视频

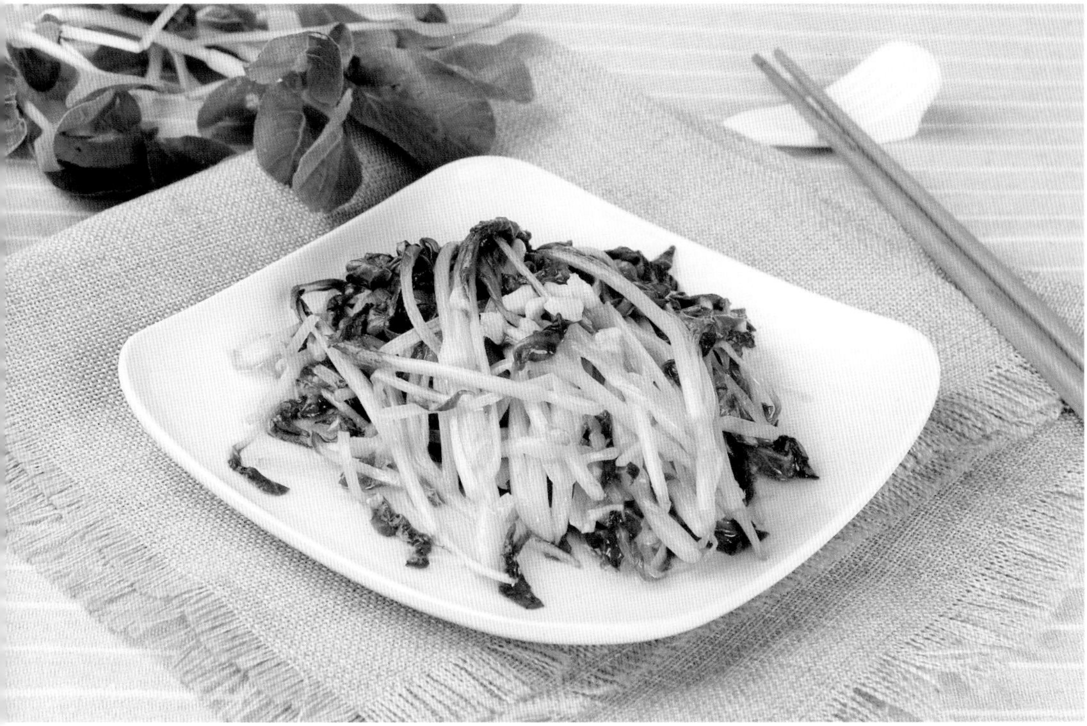

蒜蓉鸡毛菜

原料

鸡毛菜·················200g

调料

盐·····················1g

鸡粉····················1g

食用油··················适量

蒜蓉···················30g

做法

1. 用油起锅，倒入蒜蓉，爆香。

2. 倒入洗净的鸡毛菜。

3. 快速翻炒约 1 分钟，至食材熟软。

4. 加入盐、鸡粉，炒匀调味。

5. 关火后盛出炒好的鸡毛菜，整齐摆放在盘中即可。

【 营养功效 】

鸡毛菜是小白菜幼苗的俗称，具有缓解精神紧张、清热除烦、通肠利便、降低血压的功能。用蒜蓉清炒鸡毛菜，清甜中透着开胃的蒜香，高血压患者可常食。

扫一扫看视频

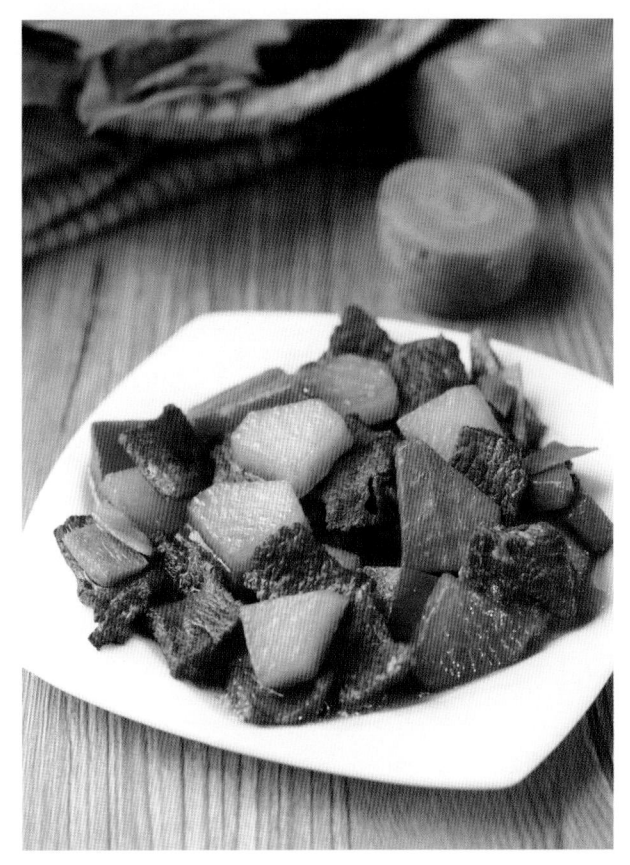

萝卜炖牛肉

原料

胡萝卜·············120g

白萝卜·············230g

牛肉···············270g

调料

盐·················· 2g

老抽·············2mL

生抽·············6mL

水淀粉···········6mL

姜片·············少许

做法

1. 将洗净去皮的白萝卜、胡萝卜切块，牛肉切块。

2. 锅中注入适量清水烧热，放入牛肉、姜片，拌匀。

3. 加入老抽、生抽、盐，盖上盖，煮开后用中小火煮30分钟。

4. 揭盖，倒入白萝卜、胡萝卜，用中火煮15分钟。

5. 倒入适量水淀粉，炖至食材熟软入味。

6. 关火后盛出煮好的菜肴即可。

【 营养功效 】

　　牛肉的蛋白质中含有人体必需的氨基酸，高血压及其他心脑血管疾病患者可适量食用。白萝卜和胡萝卜都是有益心血管健康的食材，适合高血压患者。

扫一扫看视频

鲫鱼蒸蛋

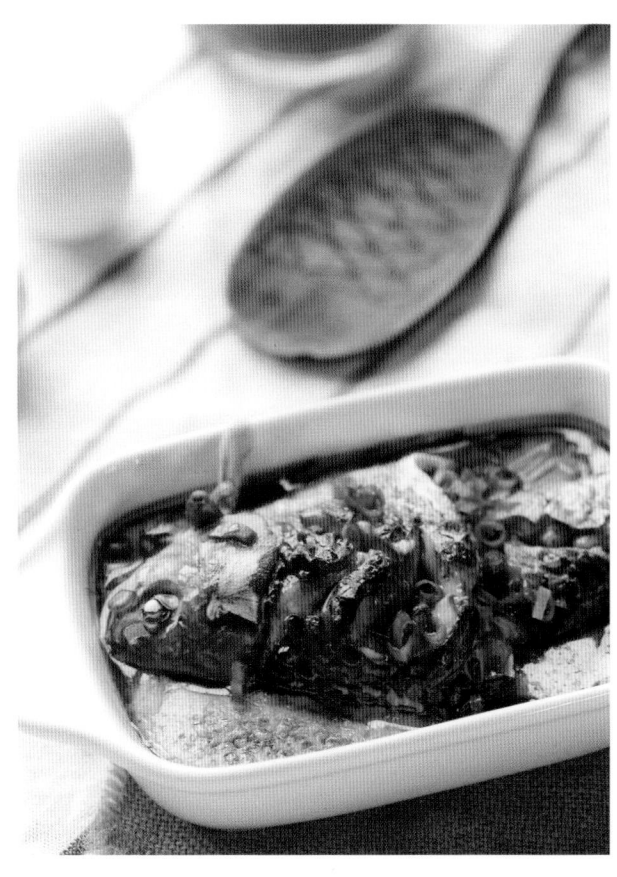

原 料

鲫鱼·················200g

鸡蛋液············100g

调 料

芝麻油············4mL

老抽·················5mL

料酒·················3mL

胡椒粉············少许

盐·····················少许

葱花·················少许

做 法

1. 处理好的鲫鱼两面打上一字花刀，撒上盐、胡椒粉，抹匀。
2. 淋上料酒，再次抹匀后腌渍10分钟。
3. 在蛋液中加入盐，注入适量清水，搅匀。
4. 取一个碗，倒入鸡蛋液，放入鲫鱼。
5. 用保鲜膜将碗口包住，待用。
6. 电蒸锅注水烧开，放入食材。
7. 盖上盖，调转旋钮定时20分钟后取出。
8. 将保鲜膜撕去，淋上芝麻油、老抽，撒上葱花，即可食用。

【 营养功效 】

　　鲫鱼对防治动脉粥样硬化、高血压和冠心病均有效果，常吃还可以降血压和血脂，有助于减肥。鸡蛋中丰富的营养元素对改善高血压患者的神经系统功能大有裨益。

扫一扫看视频

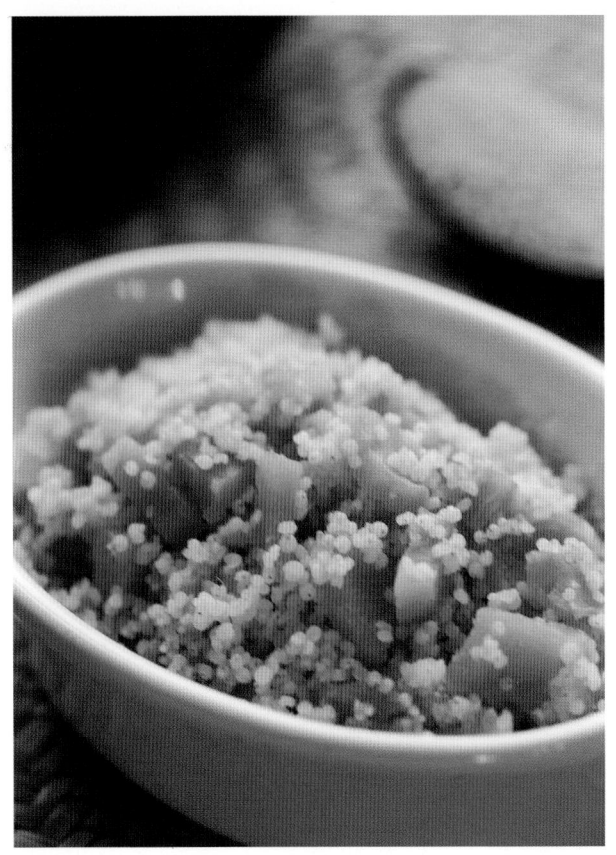

小米蒸红薯

原料

水发小米··········· 80g

去皮红薯·········· 250g

做法

1. 红薯切小块，装碗。

2. 碗中倒入泡好的小米，搅拌均匀。

3. 将拌匀的食材装入盘中。

4. 备好已注水烧开的电蒸锅，放入食材。

5. 加盖，调好时间旋钮，蒸 30 分钟至熟。

6. 揭盖，取出蒸好的小米和红薯即可。

【 营养功效 】

　　红薯有"长寿食品"之誉。小米含有的B族维生素能降低血清总胆固醇与三酰甘油，促进血液循环。将两者进行蒸制，经常食用可保持身体健康。

扫一扫看视频

猪大骨海带汤

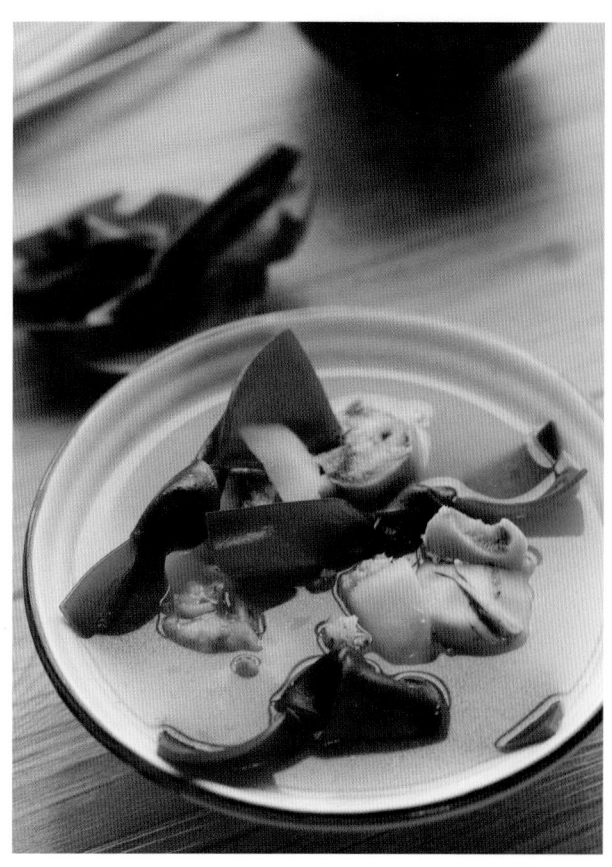

原料

猪大骨············1000g

海带结·············120g

调料

盐······················2g

鸡粉····················2g

白胡椒粉··············2g

姜片················少许

做法

1. 锅中注入适量的清水，大火烧开。
2. 倒入猪大骨，搅匀，焯去杂质，捞出，沥干水分。
3. 摆上电火锅，倒入猪大骨、海带结、姜片，注入清水，搅匀。
4. 盖上锅盖，调旋钮至高挡。
5. 打开锅盖，加入盐、鸡粉、白胡椒粉，搅匀。
6. 切断电源后将汤盛出，装入碗中即可。

【 营养功效 】

　　海带含有丰富的碘等矿物质元素，含热量低，蛋白质含量中等，具有降血脂、降血糖、排铅解毒和抗氧化等多种功效。搭配猪大骨炖汤，可为高血压患者降压补钙。

扫一扫看视频

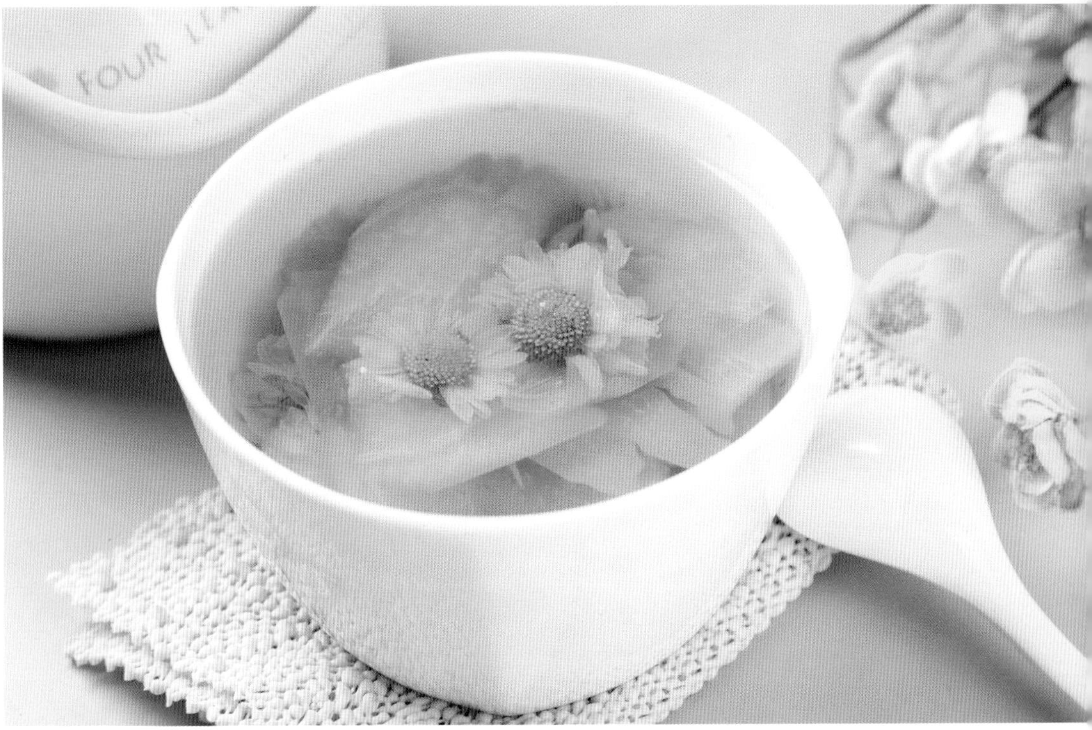

苦瓜菊花汤

原料

苦瓜.................1500g

菊花.................... 12g

做法

1. 洗净的苦瓜对半切开刮去瓤籽，斜刀切块。

2. 砂锅中注入适量的清水，大火烧开。

3. 倒入苦瓜，搅拌片刻，倒入菊花。

4. 搅拌片刻，煮开后再略煮一会儿至食材熟透。

5. 关火，将煮好的汤盛出装入碗中即可。

【 营养功效 】

　　苦瓜清热解毒、利尿活血，菊花是对高血压患者有益的中药材之一。两者搭配做汤，特别适合夏天食用，可促进食欲、清热降压。

扫一扫看视频

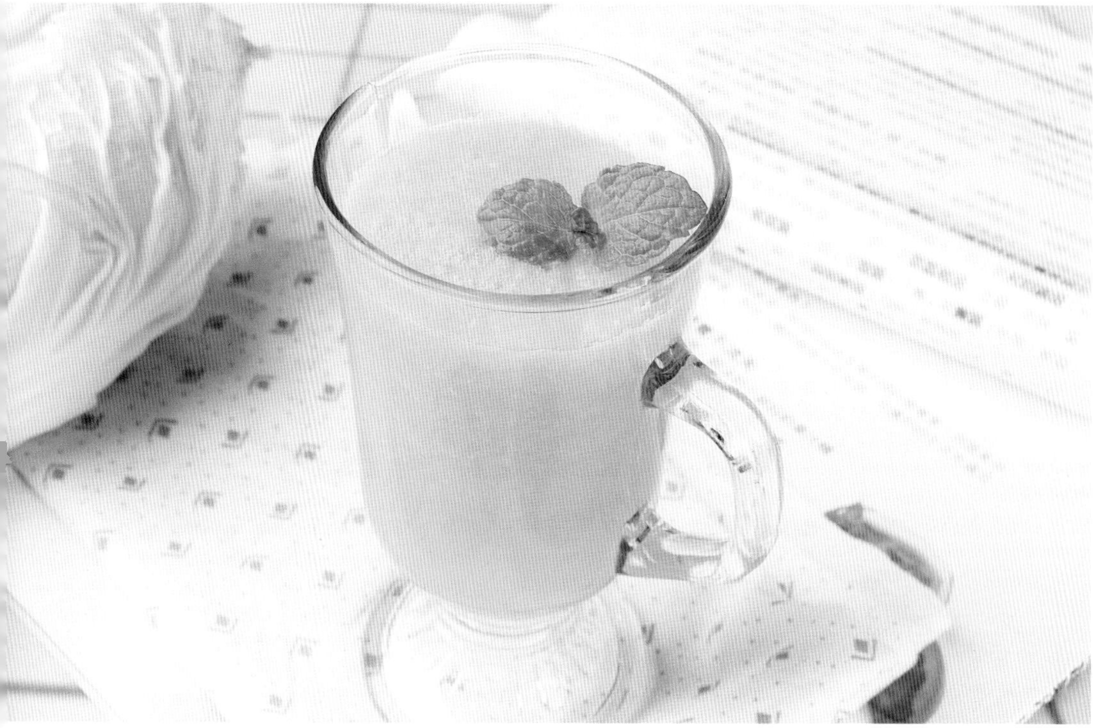

白菜柳橙汁

原 料

白菜·····················40g

柳橙·····················250g

做 法

1. 洗净的白菜切块。
2. 柳橙切开，去皮取果肉，切块，待用。
3. 将柳橙块和白菜块倒入榨汁机中。
4. 注入 100mL 凉开水。
5. 盖上盖，启动榨汁机，榨约 30 秒成蔬果汁。
6. 断电后揭开盖，将蔬果汁倒入杯中即可。

【 营养功效 】

　　白菜味道清甜，含水量丰富，是百姓饭桌上常见的蔬菜，能清热解毒、促进身体新陈代谢。柳橙属柑橘类水果，维生素 C 含量丰富，常吃能降低胆固醇。

扫一扫看视频

生活调养篇

定期自测血压，小心隐匿性高血压

隐匿性高血压，又称为逆（反）白大衣高血压，或无症状高血压。具体表现为诊所血压正常，而自测血压或动态血压监测却升高，在高血压人群中有着巨大的危害性。

高血压患者需要定期自测血压，根据血压的波动情况、波动时间及时调整生活习惯、饮食以及用药，降低隐匿性高血压的发病风险。

挑个血压计

● **水银柱式血压计**

水银柱式血压计是经典的血压测量工具。其优点是准确性高，误差小。缺点是较大较重，携带不便；水银容易漏出，造成环境污染或汞中毒；需要听诊器听血管音，非专业人员及听力不好的人使用时会有一定困难。

● **电子血压计**

通过测量血液流动时对血管壁产生的振动来测量血压，分腕式和手臂式两种。一般建议选用手臂式，误差较小。优点是外观轻巧，携带方便；测量容易，且显示清晰，心率和血压测量一次就能完成。缺点是使用时会受到许多限制，如周围环境、袖带上下滑动及摩擦等因素都会对血压的测量值产生影响。随着科学技术的发展，电子血压计的易用性和准确度已经有了很大的提高，越来越适合家庭自测使用。

● **气压式血压计**

这种血压计的压力显示器和钟表类似，也是利用气压泵原理测量血压的。其优点是携带方便，操作简单。缺点是误差较大，准确度不高；刻度数字小，视力和听力不好的患者使用起来比较困难；容易损坏，维修困难，也不适合家庭使用。

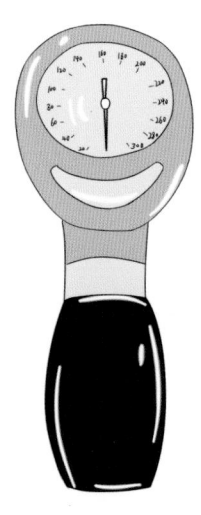

气压式血压计

做好测压前的准备

◎ 测量血压前要保持室内安静，室温最好保持在 20℃左右。

◎ 测量前尽量放松身心，可做 1~2 次深呼吸以安定情绪，最好在测量前休息 20~30 分钟。

◎ 测量前不饮酒、咖啡和浓茶，排空膀胱，并且 30 分钟内禁止吸烟。

选择正确的测量时间

血压易受到外界环境的影响而产生波动，因此测量血压要掌握正确的时间。一般而言，血压的波动有昼高夜低的节律性，即白天活动状态时血压较高，夜间入眠时血压较低。此外，白天的血压也有一定的波动节律，呈现两个高峰时段，即 6:00~10:00 和 16:00~20:00，在这两个高峰时段测血压，可以了解到一天之中血压的最高值。

一般每周自测一次血压，早晚各 1 次，待血压平稳后，不提倡太过频繁地测量血压。

自测血压的正确方法

一般而言，测量血压建议选择右上臂肱动脉处；两臂血压相差太大，应两臂同时测，取平均值；半瘫的高血压患者，应测其健康一侧的臂膀。具体操作方法如下：

◎ 取坐位，裸露上臂，手掌向上平伸，肘部与心脏保持在一个水平线上，上臂与身躯呈 45°，手掌放松。

◎ 将袖带缠绕在右上臂，气囊中间部位正好压住肱动脉，气囊的下缘在肘窝上 2.5cm，或者容两横指，袖带的紧度可伸入 1~2 指。将听诊器置于袖带下肘窝处的肱动脉上。

◎ 开始充气，压迫动脉使血流停止。从感觉脉搏消失起，再继续加压使水银柱上升 30mmHg。

◎ 一边听脉搏，一边将袖带的压力放松，放松袖带压力的速率为每秒 2~3mmHg。当压力降至某一程度，首先听到的响亮拍击声，对应的血压计上的数值就是收缩压。

◎ 继续放出袖带内的空气，听诊器中听到的声音会渐渐微弱，直至消失前最终的那一声响，所对应的血压计上的数值就是舒张压。

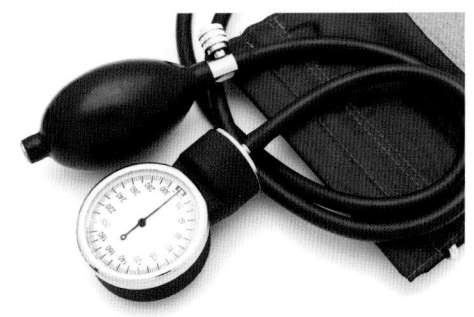

保证睡眠质量，
有效稳定血压

高血压是一种与生活习惯息息相关的慢性疾病，其中，睡眠质量的好坏是影响血压的重要因素。

充足的睡眠是稳定血压的良方

正常情况下，人在夜间的血压低于日间水平，但睡眠不足或睡眠质量差，则会引起夜间血压水平升高。这主要是交感神经兴奋性异常增高所致，同时还会导致晨起的血压高峰提前出现，继而影响一整天的血压。血压异常波动又会反过来影响睡眠质量，形成恶性循环。由此可见，充足而又高质量的睡眠是稳定血压的一剂良药。

高血压患者要合理安排自己的作息时间，每日保证 7 ~ 8 小时睡眠时间，老年人可适当减少至 6 ~ 7 小时。除了保证充足的睡眠时间之外，还应培养良好的睡眠习惯，尽量做到早睡早起，睡前避免情绪激动、环境吵闹、饮食过饱、吸烟、喝咖啡和吃巧克力。睡前洗个热水澡或用热水泡脚有助于提高睡眠质量。

不可忽视的睡眠呼吸中止症

睡眠呼吸中止症的全称为阻塞性睡眠呼吸暂停低通气综合征（OSAHS），是一种病因不明的睡眠呼吸疾病，会明显影响睡眠质量，也是引起高血压的危险因素之一。

睡眠呼吸中止症之所以会增加高血压风险，主要是因为它会使心率增快，心肌收缩力增强，加大心脏负荷。其典型表现是打鼾。患者往往在夜间及清晨睡醒时血压明显升高，白天及睡前血压较低，因此不易察觉。

一旦患上睡眠呼吸中止症，就需要及时就医，请医生制订调整方案。如果只是单纯的轻度打鼾，关系不大。但如果体型肥胖，睡觉经常出现呼吸暂停的人，应进行多导睡眠监测，以明确诊断。一旦确诊，就应积极减肥、戒烟限酒，避免过于劳累，并建议睡觉姿势由仰卧位改为侧卧位。通过积极的治疗和生活方式的调整，缓解症状，稳定血压。

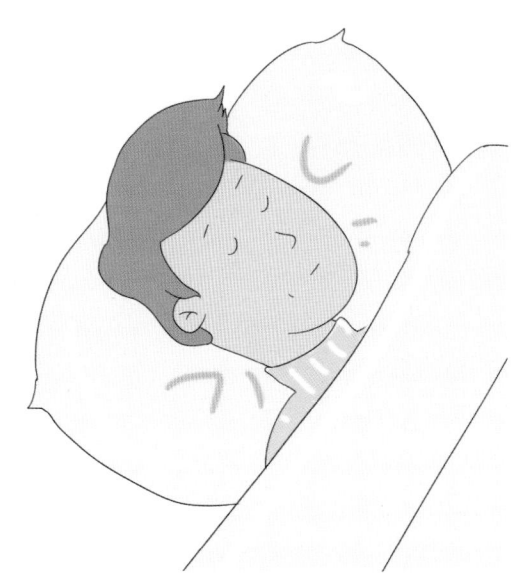

沐浴时，
水温不宜过高也不宜久泡

洗澡能清除汗垢、消除疲劳、舒筋活血、改善睡眠，还能提高皮肤的代谢功能和抗病力，但高血压患者由于其身体状况的特殊性，沐浴时血压会有所变化。因此，有些特别的注意事项需要了解并遵守，以免给血压带来不必要的麻烦。

水温控制在 24℃ ~ 29℃为宜

患有高血压的人洗澡时首先要控制水温，不宜过热，以24℃ ~ 29℃为宜。

当人在沐浴时，全身的血管会自动扩张，如果水温过高，血管会进一步扩张，加大血流量，导致心脏缺血缺氧。特别是患有高血压、冠心病等心脑血管病的人，水温过高可使血液黏稠度增高、心率加快，加重心脑血管负担，使得大脑和心脏等重要器官的血液供应不足，甚至引起休克。

这种血液分布上的改变，可引起血压的大幅度升降，对高血压患者来说极其危险。

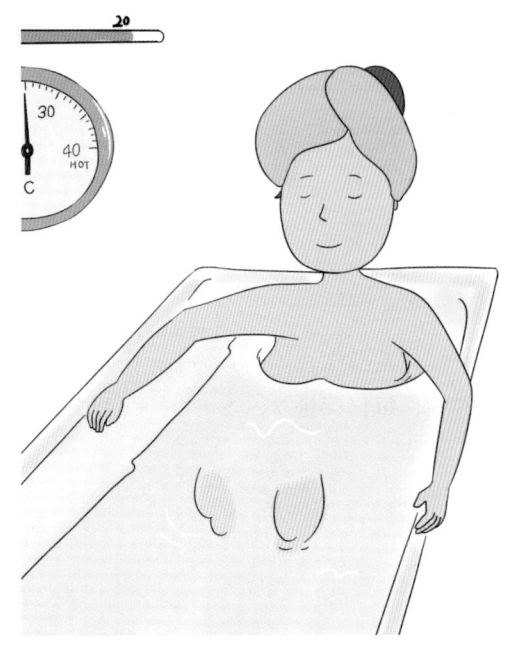

把握洗浴时间，避免久泡

高血压患者泡热水澡的时间不宜过长，盆浴以20分钟为宜，淋浴3 ~ 5分钟即可。

这是因为，泡澡的时间越久，浴室内温度就会越高，这与洗澡水水温过高同理。从而使全身毛细血管扩张，大量血液扩张了体表的血管，心、脑等重要器官的血液就相对减少，易引起大脑的暂时性缺血。患有高血压、动脉粥样硬化以及冠心病等心脑血管疾病的人在这种情况下极易发生脑卒中和心肌梗死，尤其是中老年患者更应警惕。

因此，对于高血压患者来说，泡澡的时间最好控制在半小时以内。此外，在出浴后还应休息半小时左右，以免引起血压波动，对身体不利。

八大洗浴禁忌

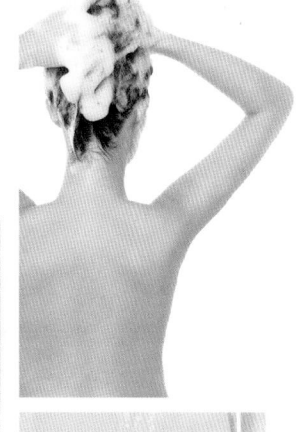

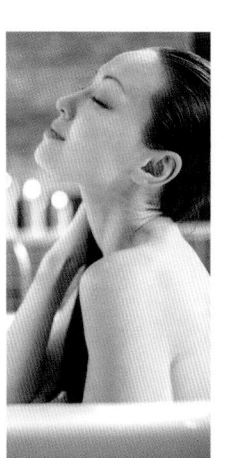

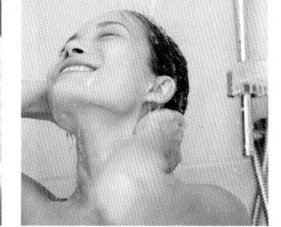

● **忌匆忙从浴盆中站起来**

盆浴时血压会有所变化，这种升降变化会造成暂时性脑缺血，高血压患者在淋浴时这种变化尤为明显。洗完澡后如果突然站起来容易出现眩晕、身体摇晃等现象，甚至摔倒。因此，洗完澡后要慢慢站起来。

● **忌洗完澡后进入与浴室温差过大的地方**

洗澡时浴室温度高于室外，如果洗完澡后立即进入与浴室温差过大的地方，会使血管受冷收缩、血压升高，因而加重心脏负担。建议洗完澡出来时，多披一条毛巾，或在浴室里提前换好衣服，必要时可使用电暖气或浴霸等电器。

● **忌浴后用冷水淋身**

对于正常人来说，洗完澡后用冷水淋身可以起到防止脑缺血的效果。对于高血压患者而言，由于其血管柔软性较差，且有靶器官损害，如果浴后用冷水淋身，不但起不到良好的养生效果，甚至可能引起心力衰竭。

● **忌饱食或空腹入浴**

空腹洗澡，容易因血糖过低而发生血糖性休克；饭后立即洗澡，会使消化道血流较少，妨碍食物消化和吸收，引起肠胃不适。因此，专家建议，饭前、饭后30分钟内不能洗澡，洗澡时间可安排在饭后1小时之后。

● **忌泡澡时洗澡水满至颈部**

与下肢不同，人体的上肢极易受到刺激使血压升高。因此，高血压患者在泡澡时，一定要减少对身体不必要的刺激，控制好水量不要满至颈部，以免过高的水压引起人体的血压上升，不利于身体的健康。

● **忌用冷气吹干洗澡后身上的水**

从热水中起来时，应快速擦去身上的水，再用吸水性良好的浴袍或浴巾包裹住全身，自然吸取水分，使身体变干。切忌用冷气吹干，尤其是夏天。

● **忌洗完澡后大量活动**

洗澡本身是一项耗费体力和热量的活动，会促进全身的血液循环。搓澡动作不宜过快或过猛，洗完澡后也不要大量活动，以免加重血管负担。尤其是对患有高血压等心脑血管疾病的患者而言，洗完澡后宜休息半小时。

● **老年高血压患者忌单独洗澡**

老年高血压患者最好不要单独洗澡，以免发生意外。此外，不要把浴室反锁；注意防滑；选择血压相对平稳的时候洗澡；预备一些治疗高血压的药物等。其他事项也要格外注意。

适当泡脚
可有效降低血压

你知道吗？治疗高血压不仅需要靠药物的有效控制，患者自身的日常保健也是必不可少的。其中，足浴对于高血压患者的康复有很重要的作用，日常生活中你不妨适当泡泡脚，放松身心的同时还能降低血压，一举两得。

每日泡泡脚，血压不再高

● **睡前泡脚可降压**

泡脚可以使周围血管扩张，降低血液循环阻力，从而降低血压；泡脚还能改善睡眠质量和精神状况，使人精神放松，降低肾上腺素的兴奋性，从而进一步使血压下降。

在中医看来，用热水泡脚和用艾条灸脚部的穴位一样，有运行气血、温煦脏腑、健身防病的功效。因此，如果在泡脚的同时对这些脚底的穴位适当加以按摩，降压效果会更显著。

● **泡脚注意事项**

其一，把握好泡脚的时间，以饭后1小时至睡前为宜，切忌酒足饭饱后立即泡脚。

其二，要控制好泡脚水的水温，以40℃~45℃为宜。水温过高易引起昏厥。

其三，泡脚时间不宜过长，应控制在30分钟以内。另外，按摩的力度也要适中，不宜用力过猛。

值得注意的是，泡脚虽然有一定的降压功效，但只是起辅助和保健作用，且维持时间不长。所以，在必要的时候，高血压患者一定要在医生的指导下服用相应的降压药物。

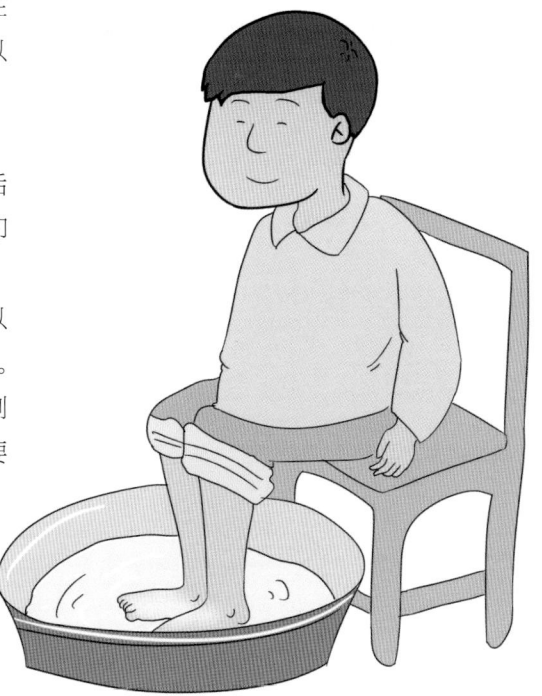

足浴药方推荐

除了日常生活中用热水简单泡脚之外，你还可以借助药方泡脚降压。下面推荐了几款简单易行的足浴药方，供你参考。

桑叶芹菜组方

取备好的桑叶和桑枝各 25g，芹菜 55g
把桑叶和桑枝一同放到水里煎煮
约 15 分钟后，再加入芹菜一起煮
把煮好的药液放在盆里
用热气熏脚，直至热气渐渐散尽
把脚放入水中浸泡

> 此药方有清肝降压的功效，适用于各类高血压患者。1 剂可用 2 ~ 3 次，10 日为 1 个疗程。高血压患者可每日 1 次，病情严重者每日 2 次。

钩藤桑叶组方

取菊花和钩藤各 20g，夏枯草 15g，桑叶 30g
把这些药物一同放到锅里，加 3500mL 水煎煮
把煮好的药液放在盆里
用热气熏脚，直至热气渐渐散尽
温洗双足

> 此药方可以降低患者的肝火，利于养精安神、降低血压。1 剂可用 2 ~ 3 次，10 日为 1 个疗程。高血压患者可每日 1 次。

桑寄生桑枝组方

准备桑寄生、怀牛膝、茺蔚子、桑叶、菊花各 10g，钩藤、白矾各 30g，桑枝 20g
把这些药一起装入一个干净的布袋
加 4000mL 水煎煮取液
先熏脚后温洗双足

> 此药方兼具降压、滋养肝阴、平抑肝火之效。1 剂可用 2 ~ 3 次，每日 1 次，1 周为 1 个疗程，连续 4 个疗程。待血压稳定后可改为 2 ~ 3 日 1 次。

小苏打药方

取适量清水，用大火烧开
将水倒入足浴盆中
放入 3 小勺小苏打，搅拌均匀
等水温合适时开始泡洗双足

> 此药方不仅可以降压，还可防治脚气病、足癣等。建议每日 1 次，每次半小时，一般连泡 3 日就可见效。

季节不同，
血压的调养也有所变化

我国传统医学理论体系中，有"天人合一"的观点，即人生存在大自然中，其生命活动必须顺应自然界的各种变化。四季时序的变化，影响着人类生物钟的运转，在一年中，血压会随着季节的变动而产生一定的波动。因此，在不同的季节进行不同的血压调养，对于高血压患者来说具有极为重要的养生与保健意义。

一年中，冬季和夏季对血压的影响较为明显，一般血压正常者和高血压患者的血压都是冬季高夏季低。冬季气温下降，血管遇冷收缩，血液流动性减弱，血压自然就会慢慢升高；而在气温较高的夏季，人体流汗较多，易导致身体水分不足而引起血压波动。因此，高血压患者应针对血压的季节变化规律做出相应的调整，以维持稳定的血压。

春

春季是高血压的高发期。此时万物生发，需注意精神调养；宜多吃温性食品，助养春阳之气；夜卧早起；在穿衣方面遵守"春捂秋冻"之道。春季虽然气温有所回升，但对于高血压患者来说，建议日出后再外出锻炼。

夏

夏季天气酷热，易出汗，损伤心气，因此精神调养要注重神清气和，气机宣通；饮食应以清淡、苦寒为主，多吃苦瓜、丝瓜等食物，并及时补充水分；睡眠宜保持晚睡早起，并适度午睡；多穿棉质透气的衣服等。

秋

初秋阳消阴长，天气湿热并重。此时宜保持内心的宁静，收敛神气；饮食要少辛辣多酸味，以滋阴润肺；合理安排工作与休息时间，晨起多躺 10 分钟，可减少突然起床引起的体位性低血压；坚持主动测血压。

冬

寒冷的冬季是心脑血管疾病的高发季节，气压变化、温度骤降极易导致患者的血压上升。因此，要特别注意做好保暖措施，并适度锻炼身体，保持精神愉悦；饮食宜热，多吃温补食物；早睡晚起，对固守元阳之气有益。

特别注意：

专家建议，高血压患者最好远离空调，或将室内温度控制在 27℃ ~ 28℃。最好在医生的指导下调整好药物的剂量和品种，同时加强血压监测，早上起床和晚上临睡前分别测一次血压，以保平安。

根据血压状况
合理运动

生命在于运动。合理的运动可以使血压有所下降，并减少某些并发症的发生，坚持运动疗法对高血压的预防和治疗都是有益的。

不宜过度运动的高血压患者

临界高血压、轻度和中度原发性高血压以及部分病情稳定的重度高血压患者可以适度运动。但是，以下几种情况不宜过度运动。

◎ 血压波动很大的重度高血压患者。

◎ 出现严重并发症者。

◎ 高血压用药出现不良反应而未能控制者。

◎ 运动中血压过度增高（血压大于220/110mmHg）者。

高血压患者运动细节须知

◎ 游泳只适合轻症型的高血压患者。

◎ 步行时速度要适中，切不可快步地疾走。

◎ 少量多次运动，适合高血压亚急症患者。

◎ 运动后不能立即洗澡。

掌握两个时间段

高血压患者运动最好避开血压波动期——清晨和傍晚，上午 9 ~ 11 点、下午 4 ~ 6 点是较好的运动时间段。但也不用刻意固定，可以灵活掌握。

有氧运动

高血压患者运动宜以有氧运动为主，

可以选择一些全身性的、有节奏的、容易放松、便于全面监察的项目，如散步、慢跑、爬楼梯、打太极拳、打乒乓球、打高尔夫球、做有氧健身操等。

运动量及运动强度应根据自身情况判断。可根据心率恢复时间来判断，以运动后 5 ~ 10 分钟，心率恢复到运动前安静时的水平为宜。运动过程中以不喘粗气、不头晕、没有难受的感觉为宜。

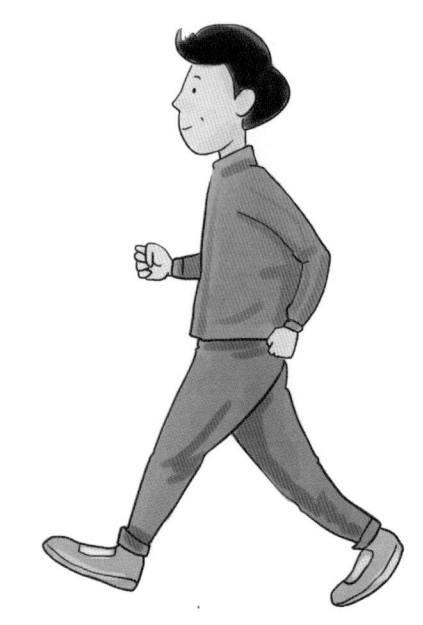

经常打太极，增添"心"活力

太极拳是一种动静结合、刚柔相济的养生保健运动。其动作柔和、运动量适中，可使肌肉放松、思绪宁静，既可以防身，又能增强体质，因此非常适合心脑血管疾病患者。高血压患者经常打太极，可起到以下作用。

● **促进血液循环，恢复心脏活力**

太极拳通过呼吸与动作的相互配合，能增加人体肺活量，促进全身的血液循环；其动作包含着平衡性与协调性，有助于改善肢体协调性；练习太极拳还能调整患者的自主神经系统功能，降低过亢的交感活动，增强免疫力，恢复心脏活力。

● **平衡身心降"三高"**

打太极时，注重用意念引导动作，有助于消除精神紧张因素对人体的刺激，放松身心，降低血压；能帮助消除多余的脂肪，改善血脂、血糖，既减肥又降压；还能加快新陈代谢，减少血液中的胆固醇，降低周围血管阻力，从而降低"三高"。

● **改善血管功能**

打太极通过锻炼肌肉，舒筋活络，能使全身肌肉放松，降低血管紧张度；还可使人情绪安定、心情舒畅，让工作和生活中的紧张焦虑得以缓解；舒张动脉血管，促进血液的再分布，并保持血管弹性；通过增加微血管血流，减少血栓、斑块的形成，防止血管老化。

太极拳种类繁多，有繁有简，可根据个人状况自行选择。适宜健身防老的简化太极拳称"二十四式太极"，是博采众家之长的太极拳术。体力不支的中

老年人如果不能打完全套太极拳，选择其中几节反复练习也可养益身心。建议每日练习1～2次，每次20分钟。另外要注意，练习太极拳时千万不要故意用力呼吸来达到所谓的"气沉丹田"，以免出现头晕目眩、心跳气促等现象。

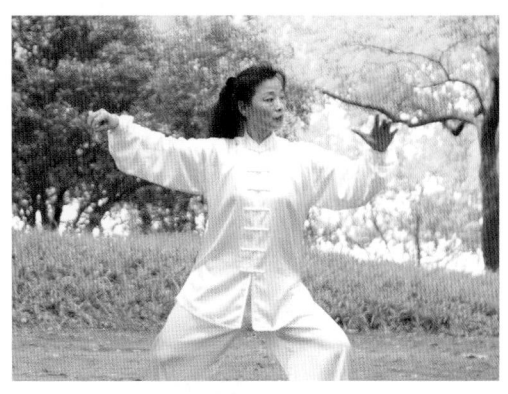

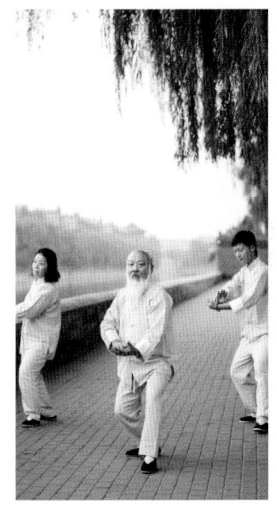

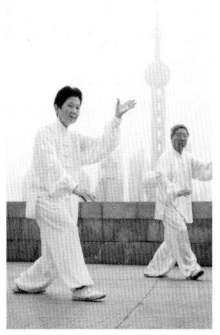

放松身心，
释放压力

　　造成长期精神压力大的原因有多种，包括外部环境，如个人与环境之间的相互影响，也包括个人自身的内部因素。

　　长期精神压力大，受忧郁、悲伤、恐惧等不良情绪的影响，会使血管平滑肌持续处于收缩状态，可能导致血管平滑肌代偿性地增生。血管壁的平滑肌纤维增厚，则对收缩因素更为敏感。另外，在压力过大的情况下，肾上腺皮质激素长期分泌增加，会使外周血管阻力升高，进一步为血压的升高推波助澜。

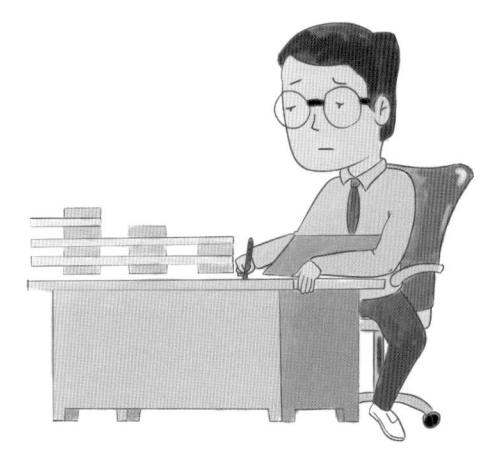

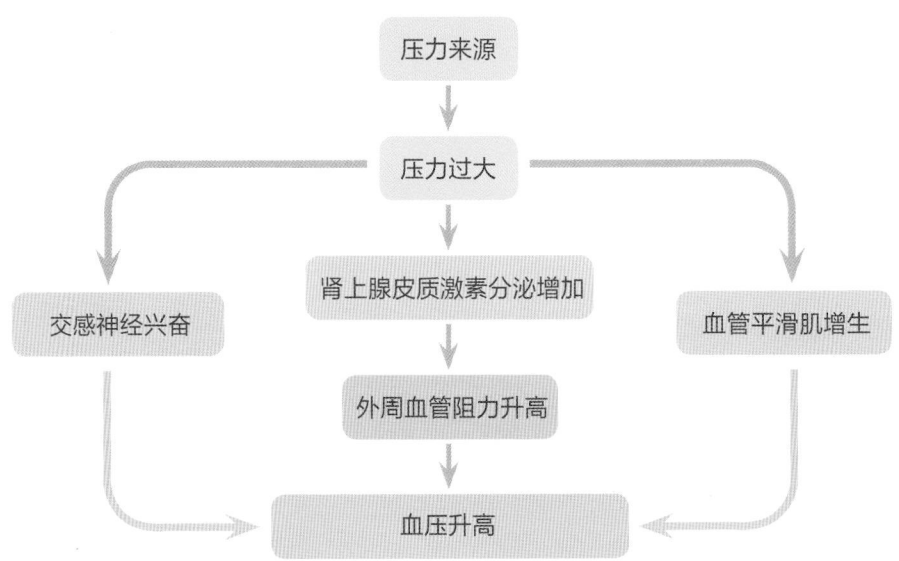

　　因此，学会放松身心，减轻精神压力，保持心态平和，避免情绪剧烈波动，对于稳定血压、防范高血压及其他心脑血管疾病有着积极的保健意义。日常生活中，可以通过深呼吸、静坐冥想、适度运动、听听轻音乐、和家人朋友聊聊天等方式放松身心，为你的血管减减压。

轻度高血压，不用急着吃药

医学专家建议，轻度高血压不用急着吃药，不妨先试着通过改变日常生活方式来控制血压。

轻度高血压的定义

轻度高血压（1级高血压），是指收缩压为 140 ~ 159mmHg 和 / 或舒张压为 90 ~ 99mmHg，一般没有什么明显的症状。

轻度高血压患者的非药物调养

遵照高血压患者的日常保健措施，坚持健康的生活方式很重要。轻度高血压患者可以从饮食、运动、生活和心理等方面进行调养，达到不吃药就能轻松降压的良效。

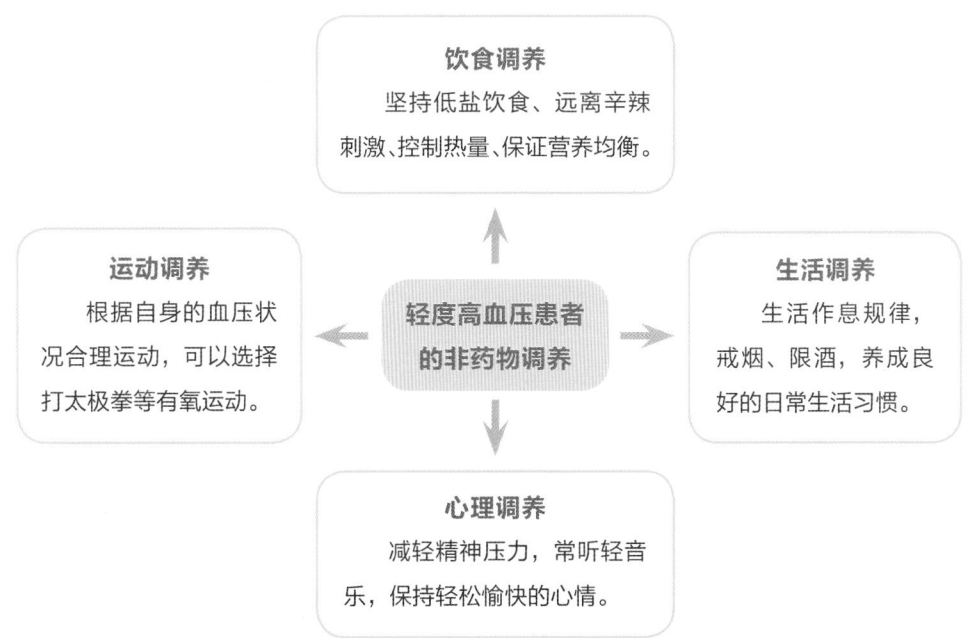

饮食调养
坚持低盐饮食、远离辛辣刺激、控制热量、保证营养均衡。

运动调养
根据自身的血压状况合理运动，可以选择打太极拳等有氧运动。

轻度高血压患者的非药物调养

生活调养
生活作息规律，戒烟、限酒，养成良好的日常生活习惯。

心理调养
减轻精神压力，常听轻音乐，保持轻松愉快的心情。

采用以上这些方式进行调养的同时，要注意监测血压，及时调整治疗方式，以期达到满意的降压效果。观察 3 ~ 6 个月后，如果调养效果不理想，血压仍然偏高，或伴有头晕头痛、眼皮重、眼胀眼花等不适症状，再采用药物治疗。可以从利尿剂、钙离子拮抗剂、血管紧张素转换酶抑制剂等降压药中任选一种进行单药治疗。

血压高时，
"感冒药""消炎痛"需慎用

高血压患者由于其身体状况的特殊性，需谨慎服用"感冒药""消炎痛"等药物。必要时要请求医生的指导和帮助，以免对身体造成不必要的伤害。

"感冒药"不能随便吃

目前药店出售的许多"感冒药"，大多包含有乙酰氨基酚（解热镇痛）、盐酸伪麻黄碱（减轻鼻腔充血）、氢溴酸右美沙芬（止咳）、金刚烷胺（抗病毒）、马来酸氯苯那敏（抗组胺）成分。其中，盐酸伪麻黄碱能使血压在短时间内快速升高，且作用持久明显，还会使人产生心跳加快等不良反应，加重高血压患者的病情，甚至带来生命危险。如果使用

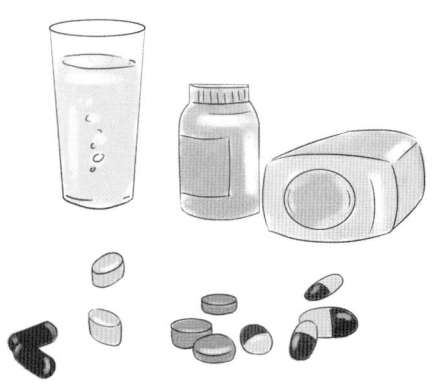

麻黄碱过量，还容易出现精神兴奋、失眠、不安、神经过敏、震颤等情况。

因此，高血压患者应慎用盐酸伪麻黄碱。常见的含有这种成分的感冒药有"康利诺""日夜百服宁""泰诺""新康泰克""银得菲""白加黑"等。

"消炎痛"要慎用

"消炎痛"（吲哚美辛）是一种常用的非甾体消炎镇痛、抗风湿药物，主要通过抑制体内前列腺素的合成而发挥作用。

正常情况下，前列腺素存在于人体各个重要组织以及体液中，具有强大的生物活性。能舒张血管，通过扩张外周小动脉和肾动脉，降低血流阻力，增加肾血流量，从而增加尿液排出，相对减少血容量，降低血压。

高血压患者体内的前列腺素水平低于正常人，如果服用"消炎痛"，会抑制体内前列腺素的合成，进一步减少体内的前列腺素含量，导致血管收缩，血压升高，不利于治疗。而且，"消炎痛"还会影响其他降压药物作用的发挥。

因此，高血压患者如果患有风湿性疾病等，需要使用消炎镇痛类药物时，最好在医生指导下改用其他药物，慎用"消炎痛"。

降低血压，联合用药效果更佳

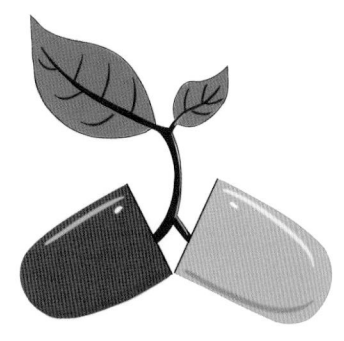

除了轻度或刚发病的高血压之外，其他类型的高血压应尽量联合用药，复方治疗，并避免单一用药。这样可以让药物产生协同作用，增强降压效果的同时减少每种药物的剂量，降低药物的不良反应。

常见降压药物的适应证、禁忌证以及联合用药

药物分类	代表药物	适应证	禁忌证	联合用药
利尿剂	呋塞米、氢氯噻嗪、氨苯蝶啶、螺内酯	心力衰竭、老年收缩期高血压、糖尿病	痛风、异常脂质血症、性旺盛的男性	常与其他降压药合用
β 受体阻滞剂	美托洛尔	心绞痛、心肌梗死后心力衰竭、妊娠	哮喘、慢性阻塞性肺气肿、心脏阻滞、异常脂质血症、从事重体力活动者、末梢血管病	可与 ACE Ⅰ、利尿剂合用，不能与维拉帕米及地尔硫卓合用
ACE Ⅰ	卡托普利、福辛普利、贝那普利	心力衰竭、左室功能异常、心肌梗死后糖尿病肾病	妊娠、高血钾、双侧肾动脉狭窄	可与 β 受体阻滞剂、钙拮抗剂、利尿剂合用
钙拮抗剂	氨氯地平、非洛地平、硝苯地平	心绞痛、老年收缩期高血压、末梢血管疾病	心脏阻滞、充血性心力衰竭	可与 ACE Ⅰ、利尿剂合用
α 受体阻滞剂	特拉唑嗪	前列腺肥大、糖尿量异常、异常脂质血症	体位性低血压	可与 β 受体阻滞剂、利尿剂合用
血管紧张素 Ⅱ 受体阻滞剂	氯沙坦、缬沙坦	ACE Ⅰ 引起的咳嗽、心力衰竭	妊娠、双侧肾动脉狭窄、高钾血症	可与利尿剂合用

特效穴位，
推拿降血压

高血压是一种不能根治，只能控制的慢性疾病。除了饮食疗法、生活调理、平衡心理和药物控制外，通过特效穴位的按摩，也可以帮助高血压患者控制血压，减少发病率。

中医推拿历史悠久，经济简便，因为它不需要特殊医疗设备，也不受时间、地点和气候条件的限制，且平稳可靠，易学易用，基本无不良反应。

正由于这些优点，推拿成为深受广大群众喜爱的养生健身选择之一。对正常人来说，能增强人体的自然抗病能力，取得保健效果；对高血压患者来说，可以疏通气血、调和阴阳，从而收到良好的治疗效果。一举多得，快来试试吧！

搓擦涌泉穴

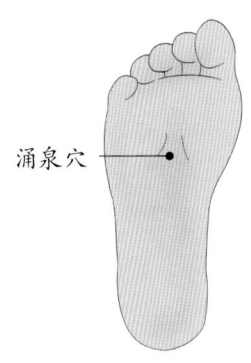

涌泉穴

【取穴】位于足底部，在足前部凹陷处，第2、第3趾趾缝纹头端与足跟连线的前1/3处。

【操作】用右手手掌搓擦涌泉穴30次，再屈伸双脚趾数次，静坐10～15分钟。每日1次。

【功效】温补肾经，益精填髓，降低血压、养肝明目。防治腰酸腿软、下肢浮肿、失眠等。

推按风池穴

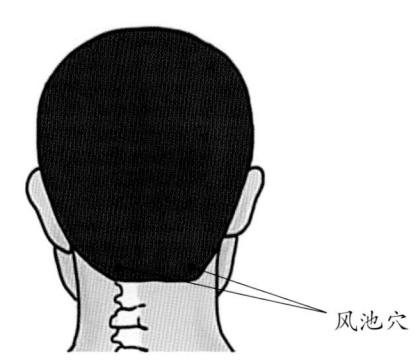

风池穴

【取穴】位于颈部，当枕骨之下，与风府穴相平，胸锁乳突肌与斜方肌上端之间的凹陷处。

【操作】医生左手示指、中指、环指紧并，由上而下地推按风池穴，先左后右推按各1分钟。

【功效】祛风解表、清热明目。对高血压引起的头痛、失眠等症疗效显著。

按摩百会穴

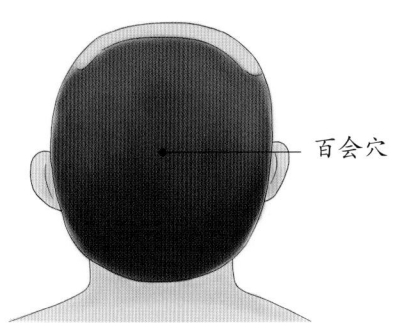

百会穴

【取穴】位于头顶正中线，与两耳尖连线的交叉处。

【操作】用一手手掌紧贴百会穴，顺时针旋转，1圈为1拍，每次至少做32拍。

【功效】宁神清脑，放松头部紧张的神经。对于血压过高引起的头痛、失眠有一定的治疗作用。

按揉太阳穴

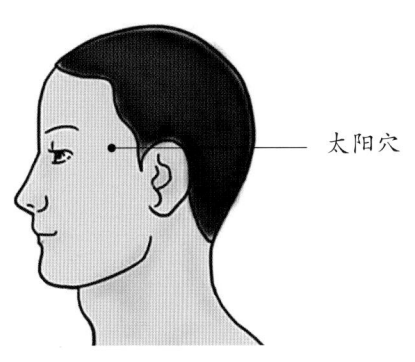

太阳穴

【取穴】位于耳郭前面，前额两侧，外眼角延长线的上方。

【操作】用手指按着太阳穴，以顺时针方向旋转，每旋转1周为1拍，共需做32拍。

【功效】止痛醒脑、明目降压，通过按揉刺激大脑，可以快速缓解高血压患者的头痛、脑胀等症状。

按揉曲池穴

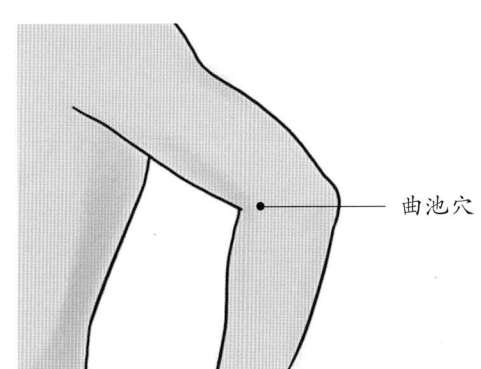

曲池穴

【取穴】位于肘横纹外侧端。屈肘，当尺泽穴与肱骨外上髁连线中点。

【操作】找准肘关节处的穴位，先按揉右手，再换左手，各按1圈为1拍，共按揉32拍。

【功效】放松神经，改善血压升高引起的气促、眩晕等症。

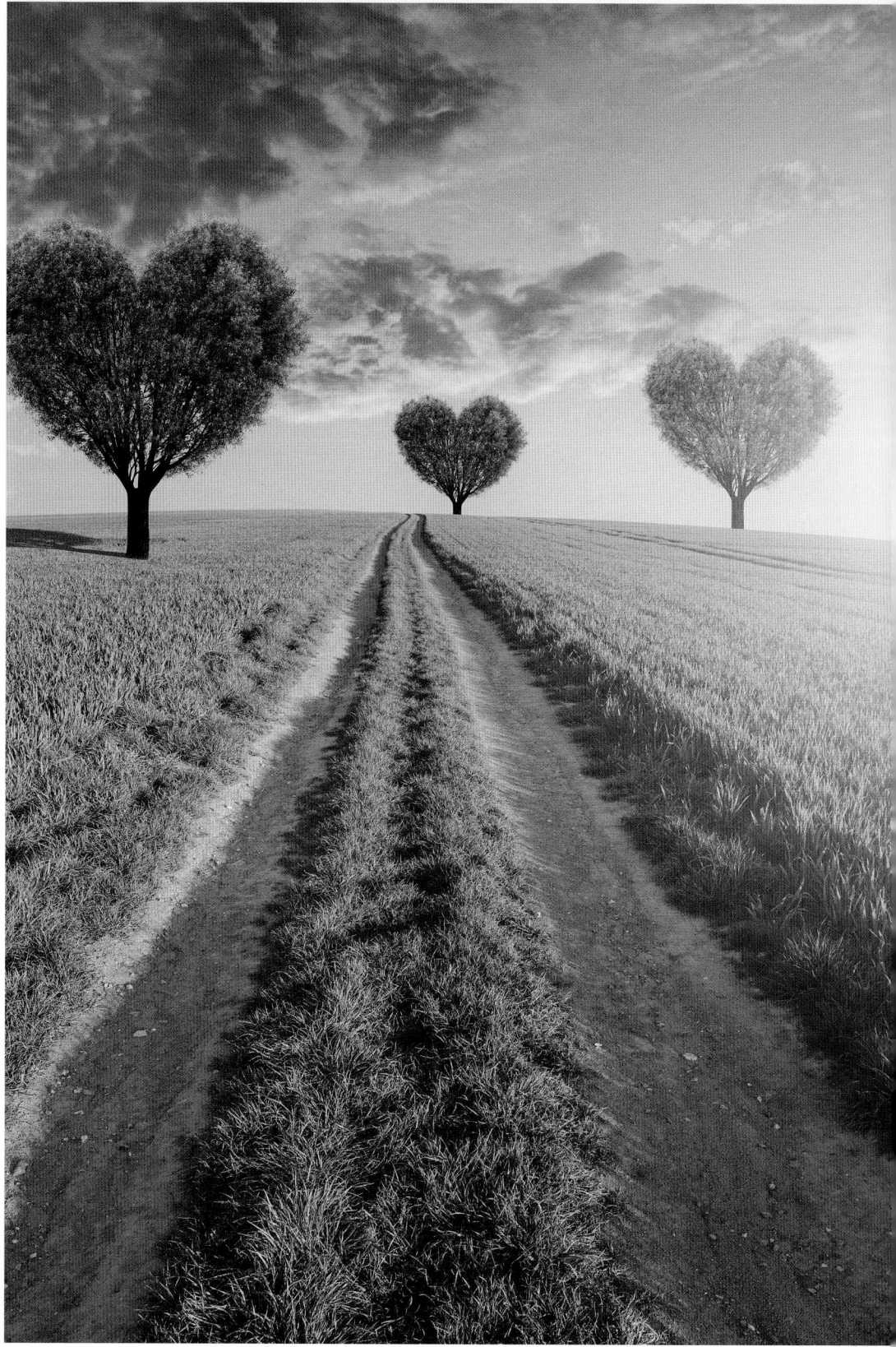

PART 4

降脂"活"心
——为你的血管做清洁

　　高血脂存在于人体内就如一颗随时会引爆的炸弹，是引起心血管疾病的重要原因之一，如导致冠心病、动脉粥样硬化等疾病。降脂需从日常生活的细节开始，早预防以及做好日常护理，疾病才不容易发生。

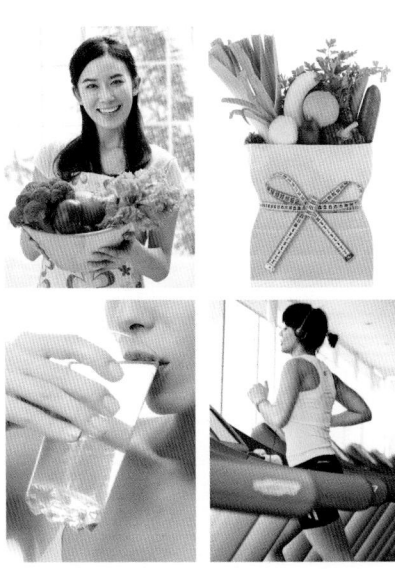

基础知识篇

高血脂就像装置在体内的不定时炸弹

　　高血脂是动脉粥样硬化、冠心病、脑卒中、心肌梗死等疾病的危险因素，像"不定时的炸弹"潜伏在人的体内。因此必须重视高血脂的危害，积极预防和治疗。

　　高血脂对身体的直接损害是加速动脉粥样硬化。人体重要器官都依靠动脉供血、供氧，动脉被粥样斑块堵塞，会导致严重后果，如肾衰竭、脑卒中、冠心病等。

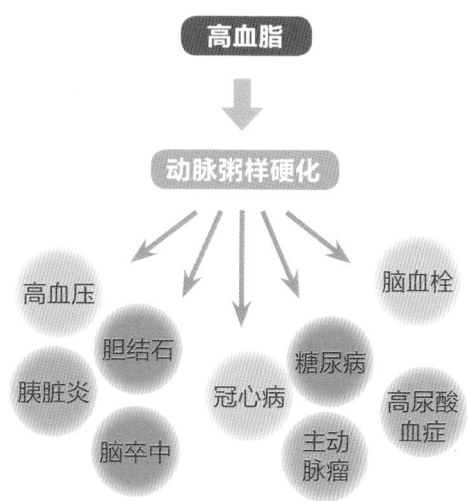

血脂多久检查一次

　　血脂是血浆中的中性脂肪（三酰甘油、胆固醇）和类脂（磷脂、糖脂、固醇、类固醇）的总称，广泛存在于人体中。它们是生命细胞基础代谢的必需物质。血脂检查，主要是对血液（血浆）中所含脂类进行的一种定量测定方法，具有非常重要的意义。

40 岁以上男性和绝经后女性应每年进行血脂检查。

血脂检查的重点人群，应当每 3 ~ 6 个月测定 1 次血脂。

血脂检查的重点人群是：

◎　已有冠心病、脑血管病或动脉粥样硬化者。

◎　患有高血压、糖尿病及肥胖、吸烟者。

◎　有冠心病或动脉粥样硬化家族史者，尤其是直系亲属中有早发病者。

◎　有皮肤黄色瘤者。

◎　有家族性高脂血症者。

分清好胆固醇
和坏胆固醇

胆固醇是人体不可缺少的一种脂质，具有合成类固醇化合物，如胆汁酸、类固醇激素和某些维生素的功能。机体对胆固醇的获取和排出，有效地维持着体内胆固醇的平衡和身体健康。然而，由于血液胆固醇过高是引发高脂血症、冠心病的主要原因，很多人认为胆固醇是一种有害物质。其实，胆固醇也有好坏之分，其中血清中的"坏胆固醇"水平高低与动脉粥样硬化、心脑血管病发病率呈显著正相关，即"坏胆固醇"水平越高，患心脑血管疾病的风险就越大；而"好胆固醇"不会增加患心脑血管病的风险。

好胆固醇

好胆固醇，是机体内的高密度脂蛋白胆固醇，有清洁疏通动脉的功能。好胆固醇就像体内运送垃圾的卡车，没等肝外组织细胞内的胆固醇附到血管壁上，就转运到肝脏进行代谢。好胆固醇在血液中含量的高低与患心血管疾病的概率成反比，故好胆固醇水平过低会增加患冠心病的概率。

坏胆固醇

坏胆固醇，是低密度脂蛋白胆固醇。这种胆固醇会穿入血管壁，滞留内皮下，被巨噬细胞吞噬后形成泡沫细胞。泡沫细胞不断增多、融合，构成动脉粥样硬化斑块的脂质核心，最终形成斑块附着在血管壁上，导致血管内堵塞。血管堵塞到一定程度时，就会使回心血量减少而导致冠心病。

综上所述，我们不难发现，为降低心脑血管疾病的发病风险，我们应采取有效措施降低低密度脂蛋白胆固醇，如调整饮食结构，尽量少食富含胆固醇的动物内脏、蛋黄等食物。

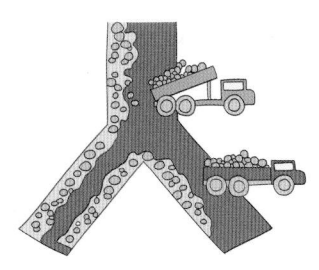

正常人每日需要
多少胆固醇

蛋黄、动物内脏、肥肉、黄油等食物都因为胆固醇的问题被很多人排斥。的确，摄取过多胆固醇是引起血脂异常的主要原因，控制胆固醇摄入对血管健康有益。但人体内胆固醇水平过低，可能增加血管脆性，引起神志异常等问题。那么，究竟正常人每日摄入多少胆固醇合适呢？

一般人体内的胆固醇 20% 从食物中获取，80% 由肝脏生产出来。《中国居民膳食指南》推荐每人每日以摄入 300mg 的胆固醇最佳。一个鸡蛋黄所含胆固醇约为 200mg，健康人每日一个全蛋没问题，加上 50g 瘦肉和一袋奶，胆固醇摄入量还在可控范围内。血脂已经偏高、脂肪代谢有障碍的人群，隔日吃一个全蛋也可以，但是动物肝脏要绝对禁止。伴有冠心病或其他动脉粥样硬化的高胆固醇血症患者，每日胆固醇摄入量应低于 200mg。

降胆固醇
牢记"5、4、3"

在医院的化验单上，血脂化验栏目后一般附有正常值。许多患者拿自己的化验结果比对正常值，发现没有超出正常范围就如释重负，觉得自己的胆固醇并不高，事实上这种想法并不正确。

个体患心血管病的危险性越高，则高胆固醇血症的诊断标准值越低。因此，不能按照化验单的参考数值来判断高脂血症，而要记住总胆固醇达标值为"5、4、3"，分别代表极高危、高危、中危状态，患者需根据自身的情况选择降胆固醇的方案，具体事宜应遵医嘱。

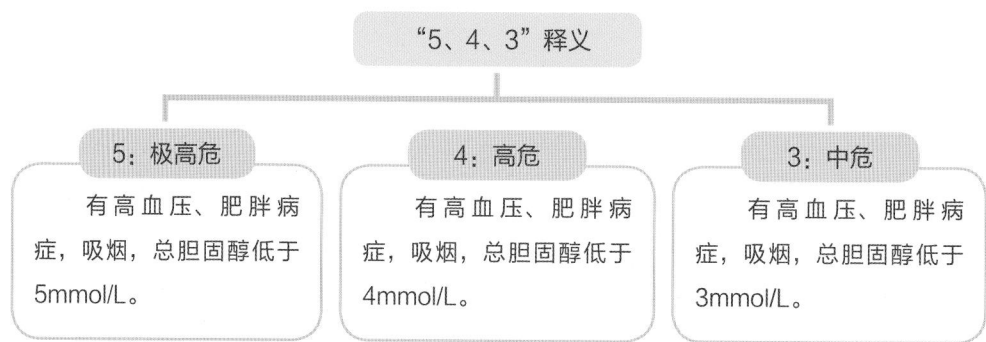

"5、4、3"释义

5：极高危	4：高危	3：中危
有高血压、肥胖病症，吸烟，总胆固醇低于5mmol/L。	有高血压、肥胖病症，吸烟，总胆固醇低于4mmol/L。	有高血压、肥胖病症，吸烟，总胆固醇低于3mmol/L。

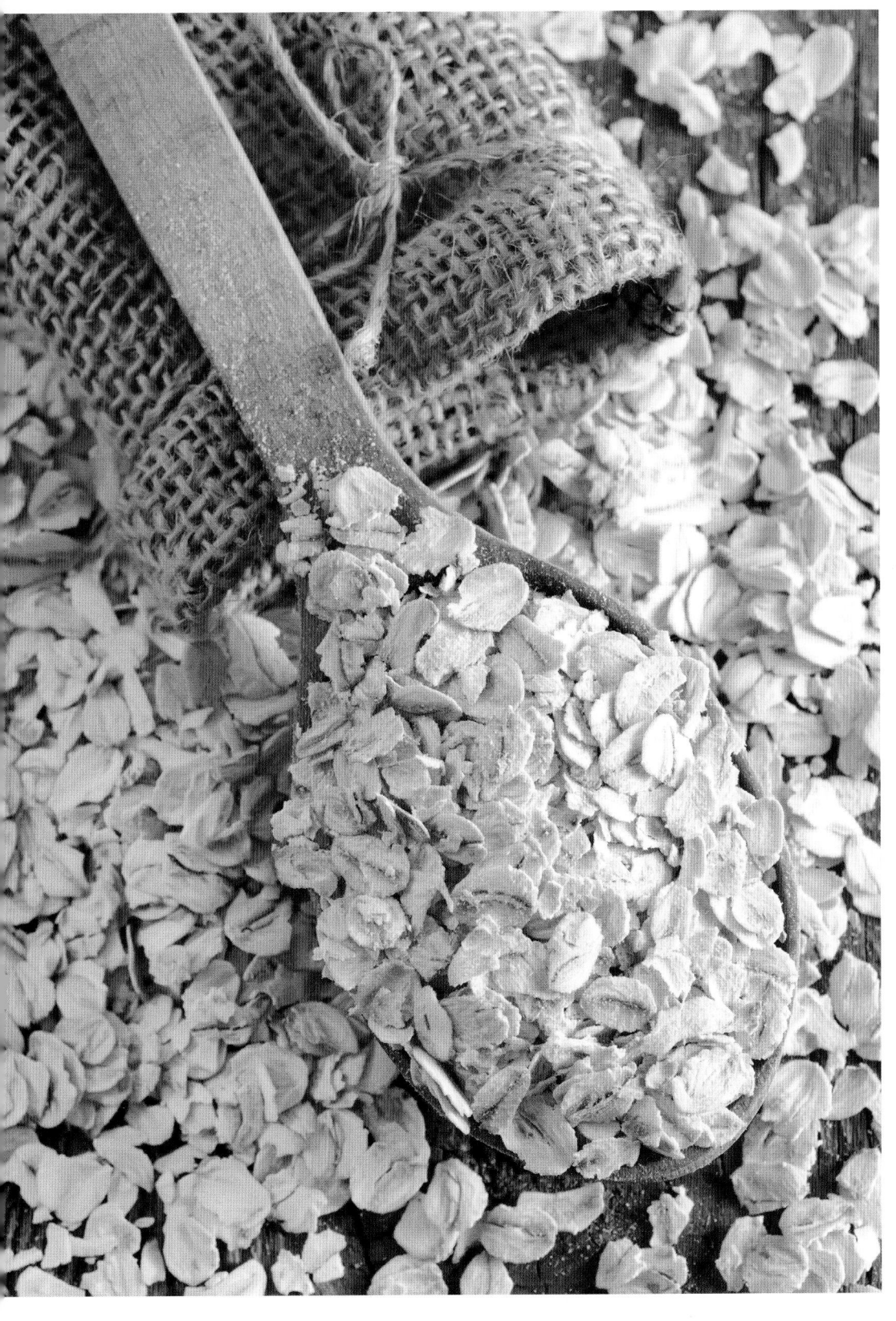

饮食调理篇

高血脂患者
一定要注意控制饮食

　　高血脂，根据发病原因可分为原发性和继发性两种。原发性高血脂是由遗传和饮食因素引起的。所以，要特别注意控制饮食，特别是不可摄入过多的热量。

　　导致高血脂的原因其实很简单，就是由于人们平时摄入了过量的脂肪，当脂肪无法被消耗掉时，则进入血液中沉积下来，久而久之就很可能使血液中脂肪含量增高，诱发高血脂。所以，对于高血脂患者来说，需改变饮食习惯，改变烹饪方式，清淡饮食，尽量控制热量的摄入。

　　根据世界卫生组织规定的人体热量摄入的标准，一个健康的成年女性每日需要摄取 7500 ～ 8000kJ 的热量，男性则需要 8200 ～ 9000kJ 的热量。其中，蛋白质摄取量应为人体每日所需热量的 10% ～ 15%；糖类的摄取量应不少于人体每日所需热量的 55%；脂肪的摄取量应不超过每日所需热量的 30%。此外，每日摄取的盐不应超过 6g，膳食纤维每日的摄取量应不少于 16g。而高血脂患者的摄入热量可适当减少，并遵循多膳食纤维、多维生素，少脂肪、少胆固醇的原则。

高血脂患者饮食的三大法则

多燕麦、小米、玉米、高粱等粗粮，少精细面，控制主食量。

多吃蔬菜、多饮水、吃适量水果，保持饮食平衡、坚持适度运动。

少食用油、少甜食和饮料，吃低脂肪和低胆固醇食物。

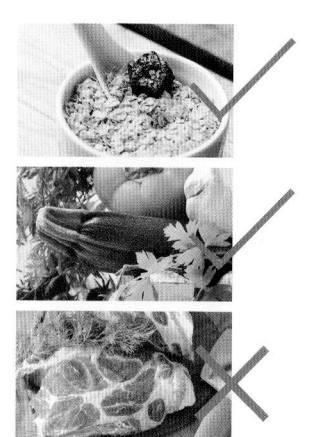

忌食胆固醇含量过高的食物

　　经常吃胆固醇含量高的食物很容易导致血清中的胆固醇值过高，增加人体患高胆固醇血症、冠心病、动脉粥样硬化等疾病的风险。所以，高血脂患者在饮食方面应多加注意。

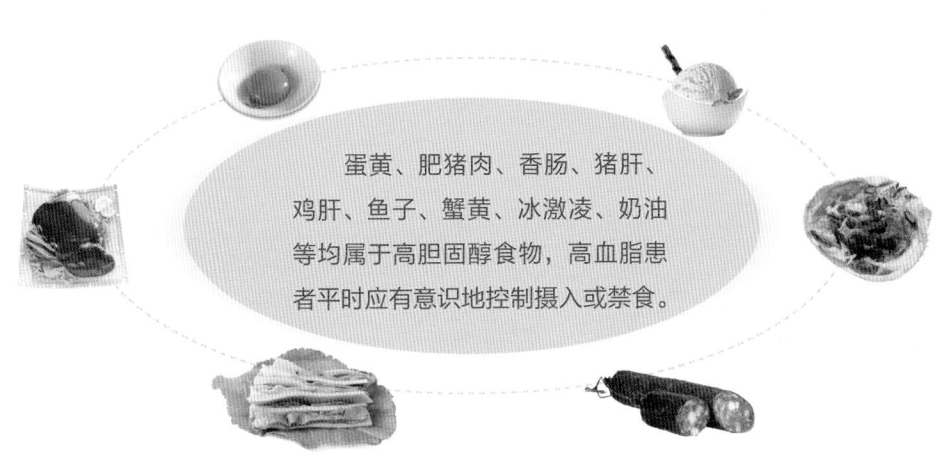

蛋黄、肥猪肉、香肠、猪肝、鸡肝、鱼子、蟹黄、冰激凌、奶油等均属于高胆固醇食物，高血脂患者平时应有意识地控制摄入或禁食。

　　高血脂患者应该根据自己的病情来选择适宜的食物。通常情况下，应忌食含胆固醇过高的食物。

　　对于仅有血胆固醇含量增高，而三酰甘油含量正常的患者，在控制总热量和脂肪摄入的前提下，每日摄入的胆固醇总量不宜高于200mg。病人应忌吃或少吃含胆固醇高的食物，如动物内脏、蛋黄、贝壳类和软体类（如鱿鱼、墨鱼、鱼子等）食物。

　　对于仅有三酰甘油含量增高，而胆固醇含量正常的患者，要严格限制脂肪的摄入，每日摄入的胆固醇也应控制在300mg以内，可以少量进食猪瘦肉、牛肉、鸭肉、鸡肉、鱼类和奶类等胆固醇含量并不高的食物。

　　高血脂患者平常可以多选择一些脂肪含量低的肉类或鱼类，烹饪时使用植物油，多吃蔬菜、瓜果，以增加膳食纤维的摄入，促进体内胆固醇的排出。

高糖食品
要忌口

高糖食物往往叫人难以抵挡，但过食对健康不利。尤其对于高血脂患者来说，必须忌食高糖食物。

过量的糖分摄入不仅会刺激肝脏产生"坏胆固醇"，还会抑制身体对"坏胆固醇"的代谢能力。同时，糖易导致高血脂患者体内的尿酸等升高，增加高血压的发病率，以及并发心脏病、脑卒中的风险。因此，高血脂患者应该坚定意志，拒绝"甜蜜"诱惑。

高糖食品危害多

◎ 吃糖不仅会损伤大脑的物理结构，也会损伤它的功能，食用过多高糖食品可能会患上认知障碍症。

◎ 一般情况下，一个人的每日主食即可满足当日的糖类需要，如长期增摄高糖食品，会增加患糖尿病的风险。

◎ 吃糖过多时，身体需要快速反应来应对，血糖水平会突然到达峰值，随后又陷入低谷，这种变化可能引发头痛。

高糖食品有哪些

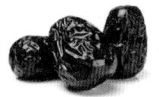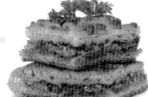
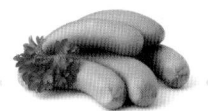

◎ 主食类：面饼、馒头、米粉

◎ 肉制品：香肠、火腿

◎ 水果类：榴莲、甘蔗、红枣、黑枣、水蜜桃

◎ 其他：冰激凌、薯片、蜜饯、白糖、蜂蜜、可乐、糯米酒

三酰甘油高者
要限制饭量

科学研究发现，过多摄入谷类食物，特别是精制加工后的细粮，是明显升高血浆三酰甘油的重要原因之一。所以，高三酰甘油患者应适当限制饭量，并注意粗粮、细粮合理搭配，这样才有益于三酰甘油水平的控制。

多控制饭量的方法及注意事项如下：

◎ 用容量小的饭碗盛饭，一餐只盛一次，这样能够帮助人们控制食量，减少热量摄入。

◎ 在进食的时候宜细嚼慢咽，有助于控制食欲。

◎ 遵循科学的进餐方式：汤—青菜—饭—肉—半小时后水果。

◎ 宜选择清淡的烹饪方式，如蒸、炖等，且在烹饪过程中尽量减少调味品，养成清淡的饮食习惯也有利于控制饭量。

◎ 坚定意志，将减小饭量的计划一直实施。不要以为偶然敞开胃口吃一次没有关系，其实偶尔的"放松"也会使胃撑大，最好将饭量一直固定在一定的范围内，形成习惯。

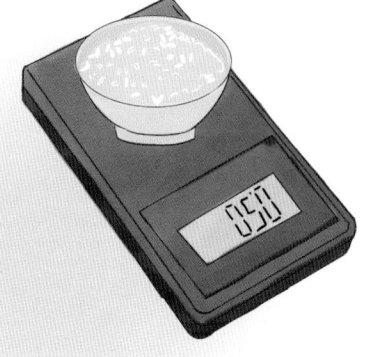

实用小贴士

　　血脂比较高或体型肥胖者，为减少饭量，可将每日所需的主食量称好，然后分三餐食用。土豆、红薯、莲藕等淀粉含量高的食物，如果一天中进食的量少，可忽略不计。但如果一天中进食较多的分量，则需相应地减少主食量。

日均蔬菜食用量
宜在 350g 以上

　　医学研究发现，人在一生中，所吃的蔬菜总量要超过粮食和肉类的一倍。可以说，蔬菜是人类不可缺少的"朋友"，多吃蔬菜，对人体健康大有好处。

每日健康饮食离不开蔬菜

　　一个健康成人每日需要食用350～500g 蔬菜，分配到一日三餐中即早餐100g，中、晚餐各保持200g 以上。蔬菜可以说是血管的"清洁剂"，特别是蔬菜中所含的果胶等，可以帮助机体排出多余的胆固醇和某些胆盐，减少血液中的游离脂肪酸，起降低血脂和净化血液的作用，从而能有效预防动脉粥样硬化、冠心病、高血压等并发症。

　　因此，患有高血脂的人更需要保证每日食用适量的蔬菜。

保护血管适宜食用的蔬菜

胡萝卜

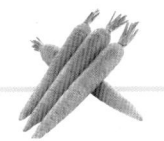

胡萝卜富含钾，能将血液中的油脂乳化，同时能有效地溶解沉积在血管壁上的"胆固醇硬化斑块"，并将这些体内垃圾排出体外，达到降血脂的目的。

甜椒

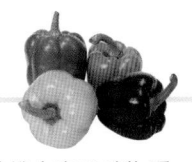

甜椒中含多种维生素及矿物质，其中含有的辣椒素能增强人体细胞的弹性，改善毛细血管脆性，防止毛细血管出血。

洋葱

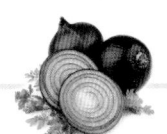

洋葱含有一种能使血管扩张的前列腺素 A，能降低血液黏稠度，减少血管的压力。同时，洋葱还可增强纤维蛋白溶解的活性，具有降血脂、抗动脉粥样硬化的功能。

包菜

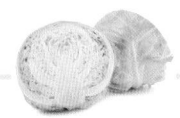

包菜含有的氯化甲硫氨基酸和维生素 K，能保护血管黏膜，加速血液循环，让血管更加坚固、有弹性。

吃水果
也要控制量

水果富含维生素、矿物质、水分，每日食用对人体健康有益。但因水果也含有较多的糖分，所以不要随心所欲地吃，适量即可。

水果是血管弹性的调适剂

水果富含的维生素 C 有利于增强血管的弹性，防治心血管病，阻止强致癌物质亚硝胺的产生和癌细胞的增生，产生某种酶的活性。水果中含有的多种矿物质，能防治心血管疾病，能扩张血管、改善心脏活力、降低血压。水果中含有的膳食纤维，对调节血脂也有好处。

吃水果也要适量

虽然吃水果对保护血管有好处，但高血脂患者吃水果时还是要控制摄入量。

这是因为，水果中富含果糖，果糖属于极易被小肠吸收的单糖，单糖可转变成三酰甘油蓄积。

过量食用水果，会使人体缺铜，从而导致血液中胆固醇增高，容易引起冠心病。因此，高血脂患者不宜在短时间内进食过多水果。

高血脂患者宜吃的水果：芒果、柚子、山楂、山竹、苹果、香蕉、荔枝、猕猴桃、樱桃、菠萝、西瓜、橘子、柿子等。

海鲜
可适量食用

海鲜具有较高的营养价值，大多含有非常丰富的蛋白质及多种矿物质，其中富含的不饱和脂肪酸也有利于心血管的健康，高血脂患者可以适量食用。

适量吃海鲜有益于防治高血脂

海鲜的饱和脂肪酸含量一般都不太高，主要含有较多的不饱和脂肪酸，可以降低三酰甘油和低密度脂蛋白胆固醇（"坏胆固醇"），减少心血管疾病。高血脂患者可适量食用海鲜，每日不要超过50g。海鲜具有一定的防治高血脂及冠心病的作用，尤其是海鱼的胆固醇含量普遍不太高，并且所含鱼油中的脂肪酸组成也十分特殊，具有抗凝血和预防血栓形成的作用。

适合高血脂患者食用的海鲜

秋刀鱼

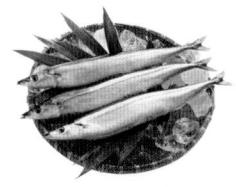

胆固醇含量比较低，不饱和脂肪酸的含量较高。

扇贝

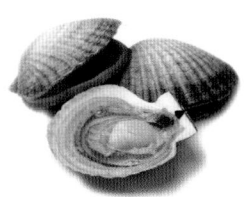

富含维生素E，有利于维持血管的弹性。

海参

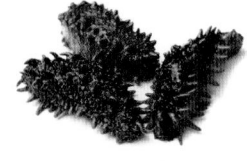

具有很好的补益作用，可提高患者的免疫力。

海虾

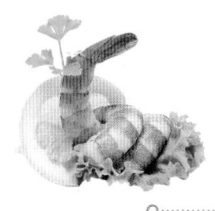

富含不饱和脂肪酸和蛋白质，有利于患者机体的修复。

多饮水可稀释血液，
常饮茶能降低血脂

多饮水、常饮茶除了维持身体的正常代谢，还可促进身体排毒、滋润皮肤……高血脂的血液黏稠度高，多饮水、常饮茶能稀释血液，降低血脂水平。

高血脂患者宜多饮水

● **多饮水，稀释血液**

高血脂患者血液黏稠度增高、血流速度减慢，促使血小板在局部沉积，易形成血栓。多饮水有利于稀释血液，降低血液黏稠度，保持体内血液循环顺畅。

● **每日饮水量**

一般认为，健康成人一日饮用2000mL 水为宜，高血脂患者可稍多一点，约2500mL。如果平时饮水量不多，需循序渐进地增加饮水量。

● **正确的饮水方式**

一日分多次饮水，清晨起来一杯水，白天要多饮水，睡前少量饮水，且不要等到口渴了才饮水，不要大口急饮，要小口慢饮。

高血脂患者可常饮茶

● **多饮茶，有利于调节脂肪代谢**

茶叶含茶碱和鞣质，可以兴奋神经、利尿、清暑，又能有效调整脂代谢，有去脂去腻、消食减肥的功效；茶叶中的儿茶素、茶多酚、类黄酮等成分能增强血管的弹性、防止脂质沉积；茶叶中含有丰富的维生素，其中维生素C具有降低血液胆固醇的功效，同时还能增强血管韧性和渗透能力，从而预防和缓解动脉粥样硬化。

● **正确的饮茶方式**

高血脂患者可多选绿茶、普洱茶、云南沱茶等，一日可饮2～3次，需注意进餐前后1小时内不宜饮茶，且不宜饮浓茶。

● **药茶要慎选**

部分药茶有降脂功效，高血脂患者可适量饮用。如何饮用则需在专业医生的指导下，结合自身的病情来选择。

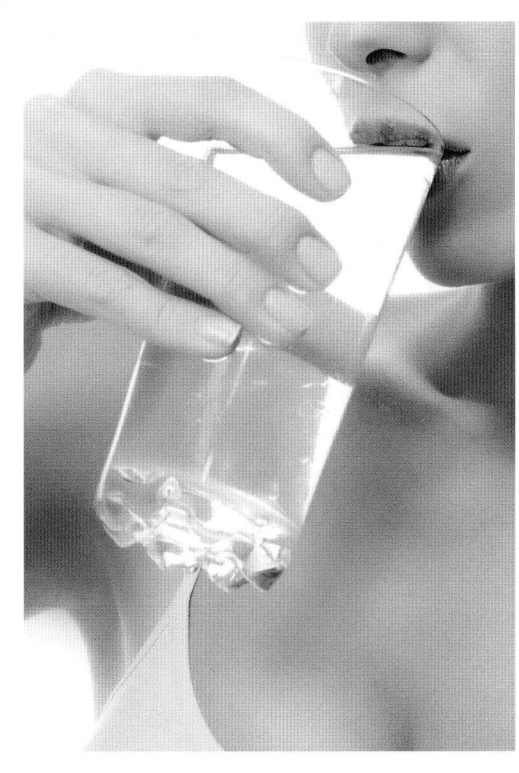

专家推荐:
餐桌上的"降脂药"

下面为大家推荐对调脂、降脂有效果的营养元素,以及日常生活中可以轻松找到的食材,常见的中药材,和易操作的特效降脂食谱,让你拥有健康的心血管。

以下图表中部分营养素简称如下:
纤——膳食纤维,酸——不饱和脂肪酸,A——维生素 A,C——维生素 C,
B——B 族维生素,E——维生素 E

蔬菜	

红薯(纤、C)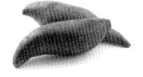
  红薯富含维生素 C 及膳食纤维,适量食用能预防心血管系统的脂质沉积,预防动脉粥样硬化,避免出现过度肥胖。

香菇(纤、B)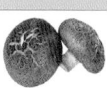
  香菇中的香菇嘌呤等核酸物质能促进胆固醇分解,所含的膳食纤维能降低胆固醇,预防动脉粥样硬化。

山药(黏液蛋白)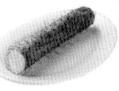
  山药含有一种多糖蛋白质——黏液蛋白,能预防心血管的脂肪沉积,保持血管的弹性,预防动脉粥样硬化。

大蒜(硒、A)
  大蒜富含维生素 A、硒,具有明显的降血脂和预防动脉粥样硬化的作用,并能有效防止血栓形成,可每日适量食用。

白萝卜(纤、C)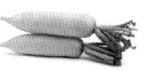
  白萝卜富含维生素 C 和膳食纤维,具有软化血管、降低血脂的作用;白萝卜含水分非常多,可改善血液黏稠的症状。

绿豆芽(C)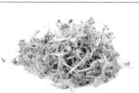
  绿豆芽富含维生素 C,可影响高密度脂蛋白含量,将胆固醇转变为胆酸排出,从而降低总胆固醇含量。

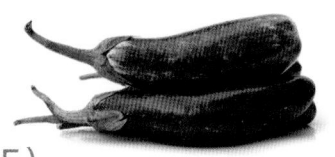

茄子（E）

　　茄子含有多种维生素，紫茄中含有较多的维生素 E，能增强细胞黏着性，提高微血管弹性。

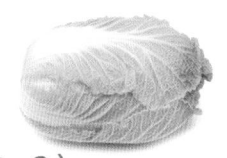

大白菜（纤、锌、C）

　　大白菜含膳食纤维、维生素 C，可改善血管微循环，促进胆固醇排出；含的锌可预防高血脂的发生。

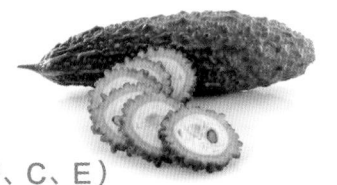

苦瓜（纤、C、E）

　　苦瓜中的维生素 C 可减少低密度脂蛋白和三酰甘油含量，增加高密度脂蛋白含量。

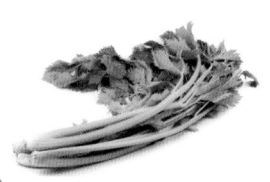

芹菜（纤、C）

　　芹菜中含有丰富的挥发油、甘露醇、膳食纤维等，能促进肠道胆固醇的排泄，减少人体对脂肪的吸收。

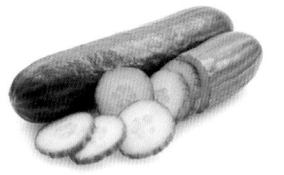

黄瓜（纤）

　　黄瓜中所含的"丙醇二酸"可抑制糖类变成脂肪，有调脂作用；富含的膳食纤维可促进胆固醇排出。

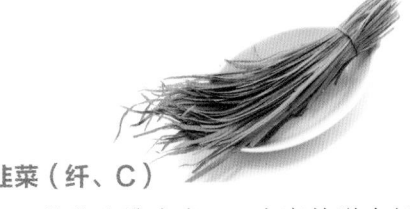

韭菜（纤、C）

　　韭菜含维生素 C、丰富的膳食纤维及含硫化合物的混合物，这些成分对高血脂及冠心病患者十分有益。

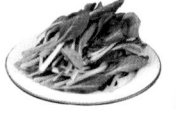

鸡毛菜（纤）

　　鸡毛菜含大量膳食纤维，可促进胆固醇排出，预防动脉粥样硬化；含有的维生素 C 可改善血管微循环。

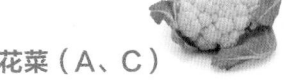

花菜（A、C）

　　花菜富含维生素 A、维生素 C，能增强血管弹性；含有的类黄酮能有效清除血管沉积的胆固醇。

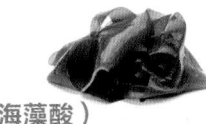

海带（海藻酸）

　　海带中的海藻酸能促进胆固醇的排出，海带多糖能降低总胆固醇和三酰甘油的含量，防止血栓的形成。

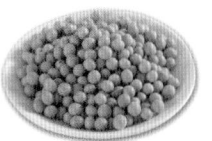

黄豆（纤、A、E）

黄豆含有丰富的维生素和膳食纤维，能够促进肠道内胆固醇的排出，预防高血脂患者发生肥胖。

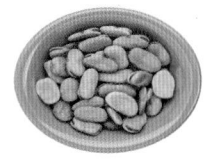

蚕豆（硒、C）

蚕豆中的维生素C可以延缓动脉粥样硬化；蚕豆皮中的膳食纤维有降低胆固醇、促进肠蠕动的作用。

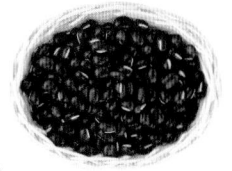

红豆（纤、E）

红豆富含维生素E和膳食纤维，能提高微血管弹性，有效预防动脉粥样硬化，并促进体内多余脂肪的排出。

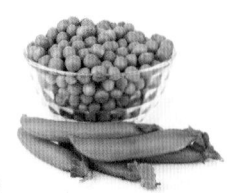

豌豆（纤、A、C）

豌豆中的维生素C可提高人体免疫力，预防或延缓高血脂发生；含有的膳食纤维可促进排便和胆固醇排泄。

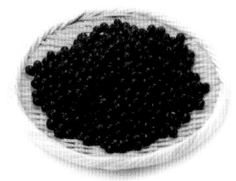

黑豆（硒）

黑豆中含有的硒、钙、镁等成分，能降低胆固醇、软化血管，对高血脂、冠心病等心脑血管疾病都大有好处。

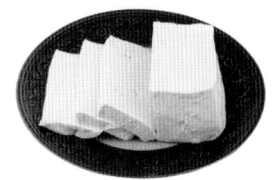

豆腐（硒）

豆腐富含大豆蛋白和多种矿物质，能降低血浆胆固醇、三酰甘油的含量，对预防心脑血管疾病有一定作用。

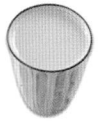

豆浆（纤）

豆浆含有的不可溶性膳食纤维和水分，可促进体内多余脂肪和胆固醇的代谢，降低血液黏稠度。

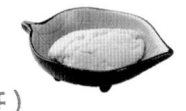

豆腐渣（纤）

豆腐渣中的膳食纤维能吸附随食物摄入的胆固醇，有效地降低血中胆固醇的含量。

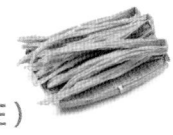

腐竹（纤、E）

腐竹中的维生素E、膳食纤维、卵磷脂可除掉附在血管壁上的胆固醇，防止血管硬化，预防心血管疾病。

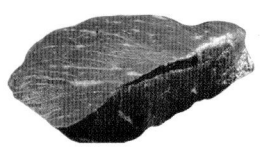

牛肉（硒）

　　牛肉中的蛋白质、氨基酸组成比猪肉更接近人体需要，更加有效提高机体抗病能力，适宜血脂异常者食用。

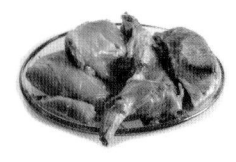

兔肉（硒、A）

　　兔肉富含卵磷脂、维生素 A 等，有乳化、分解油脂的作用，可增进血液循环，改善血清脂质，清除过氧化物。

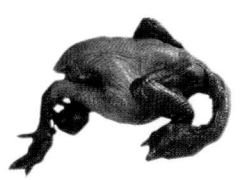

乌鸡（硒）

　　乌鸡富含镁、硒等成分，可降低血清总胆固醇，促进人体纤维蛋白溶解，使血管扩张，抑制凝血块的形成。

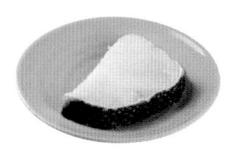

鳕鱼（酸、A）

　　鳕鱼是高蛋白、低脂肪食物，脂肪含量为 0.5%，多为不饱和脂肪酸，且镁元素丰富，可降低血脂、软化血管。

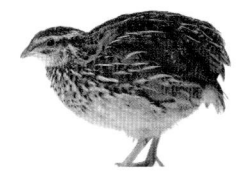

鹌鹑（A）

　　鹌鹑是典型的低脂肪、低胆固醇食物，可降低心脑血管疾病发生的概率，适合高血压、肥胖症患者食用。

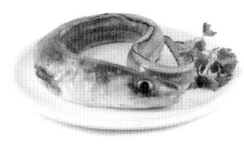

鳗鱼（酸）

　　鳗鱼含有不饱和脂肪酸，可降低血脂，抗动脉粥样硬化，抗血栓，有助于高血脂患者预防心脏病。

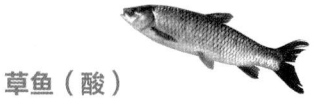

草鱼（酸）

　　草鱼中含有丰富的不饱和脂肪酸，对改善高血脂患者的血液循环有利，可起到辅助治疗的作用。

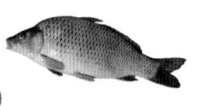

鲤鱼（酸）

　　鲤鱼的脂肪多为不饱和脂肪酸，能降低胆固醇，可预防动脉粥样硬化；其富含镁，有利于预防心脏病。

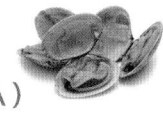

蛤蜊（硒、A）

　　蛤蜊肉含硒、代尔太 7-胆固醇，能抑制胆固醇在肝脏合成和加速胆固醇排泄，使体内胆固醇下降。

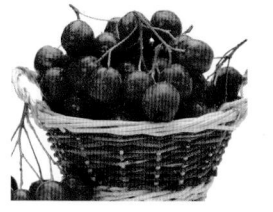

山楂（山楂酸）

　　含山楂酸、柠檬酸、脂肪分解酸等成分，可扩张血管、改善微循环、促进胆固醇排泄，有降低血脂的作用。

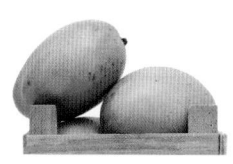

芒果（硒、A）

　　芒果含有较多的维生素 A 和硒，具有降低血液中胆固醇的功效，预防高胆固醇血症。

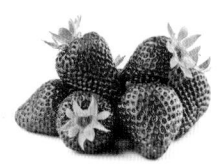

草莓（C）

　　草莓含有丰富的维生素 C，对预防动脉粥样硬化、冠心病有很好的效果，常食草莓，还有利于提高免疫力。

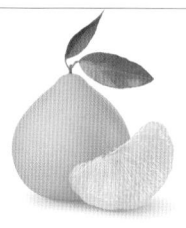

柚子（C）

　　含有的维生素 C 可促进体内胆固醇的代谢，降低血液的黏稠度，预防动脉粥样硬化、冠心病的发生。

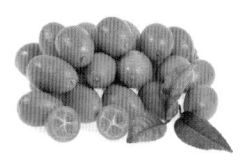

金橘（C）

　　金橘富含维生素 C、金橘苷等成分，可防止血管破裂、减少毛细血管脆性，可有效预防动脉粥样硬化。

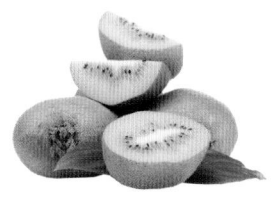

猕猴桃（C）

　　富含维生素 C、精氨酸，能改善血液循环，阻止血栓的形成。能降低冠心病、心肌梗死、动脉粥样硬化等发病率。

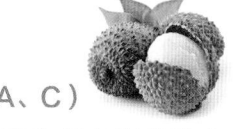

荔枝（A、C）

　　荔枝含有丰富的维生素，具有促进毛细血管的血液循环，降低胆固醇和三酰甘油等功效。

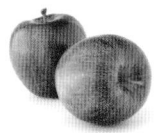

苹果（纤）

　　含有一种水溶性膳食纤维果胶，能与胆汁酸结合，吸收多余的胆固醇和三酰甘油，并帮助其排出体外。

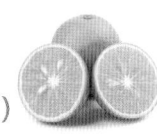

橙子（A、C）

　　橙子含有大量的维生素 C 和胡萝卜素，可抑制致癌物质的形成，降低胆固醇和血脂，还能软化和保护血管。

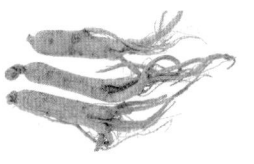

人参

　　人参中含有的人参皂苷对脂质的代谢有促进的作用，能使血中的胆固醇加速排泄，使血中胆固醇降低。

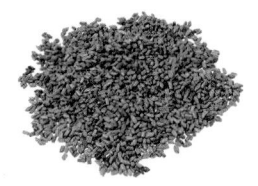

决明子

　　决明子所含的大黄素葡糖苷、大黄素蒽酮、大黄素甲醚有很好的降低血清总胆固醇和强心的作用。

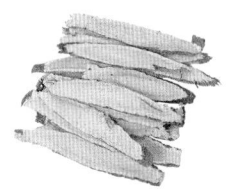

黄芪

　　黄芪提取物主要含黄酮类、多糖类、皂苷类、氨基酸等，能降低血液黏稠度、减少血栓形成、保护血管。

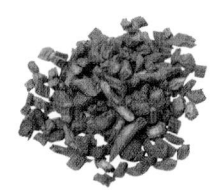

丹参

　　丹参有抗凝血、抑制血小板凝聚、抑制血栓形成、降低血脂及防治冠状动脉粥样硬化的作用。

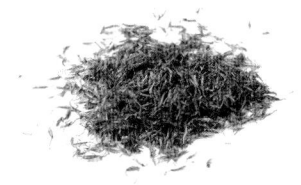

红花

　　红花种子油含有较高的亚油酸，能降低血清总胆固醇、防治动脉粥样硬化、增加血液循环和调节心脏功能。

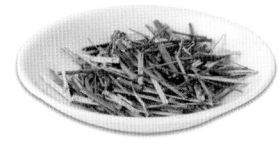

柴胡

　　柴胡主要含柴胡酮、植物甾醇、脂肪酸、柴胡皂苷，有疏肝、退热的功效，其中柴胡皂苷具有降血脂作用。

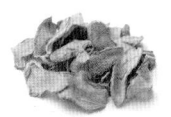

姜黄

　　姜黄中的姜黄醇提取液、姜黄素等都有明显的降低血清胆固醇、三酰甘油的作用。

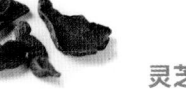

何首乌

　　何首乌主要含大黄酚、大黄泻素以及为大黄酸和大黄素甲醚等，能使肠蠕动增强和抑制胆固醇吸收。

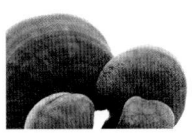

灵芝

　　灵芝含甾醇、生物碱、多糖等，能益精气、强筋骨，对高血压、高胆固醇血症、脑血管硬化等病症有疗效。

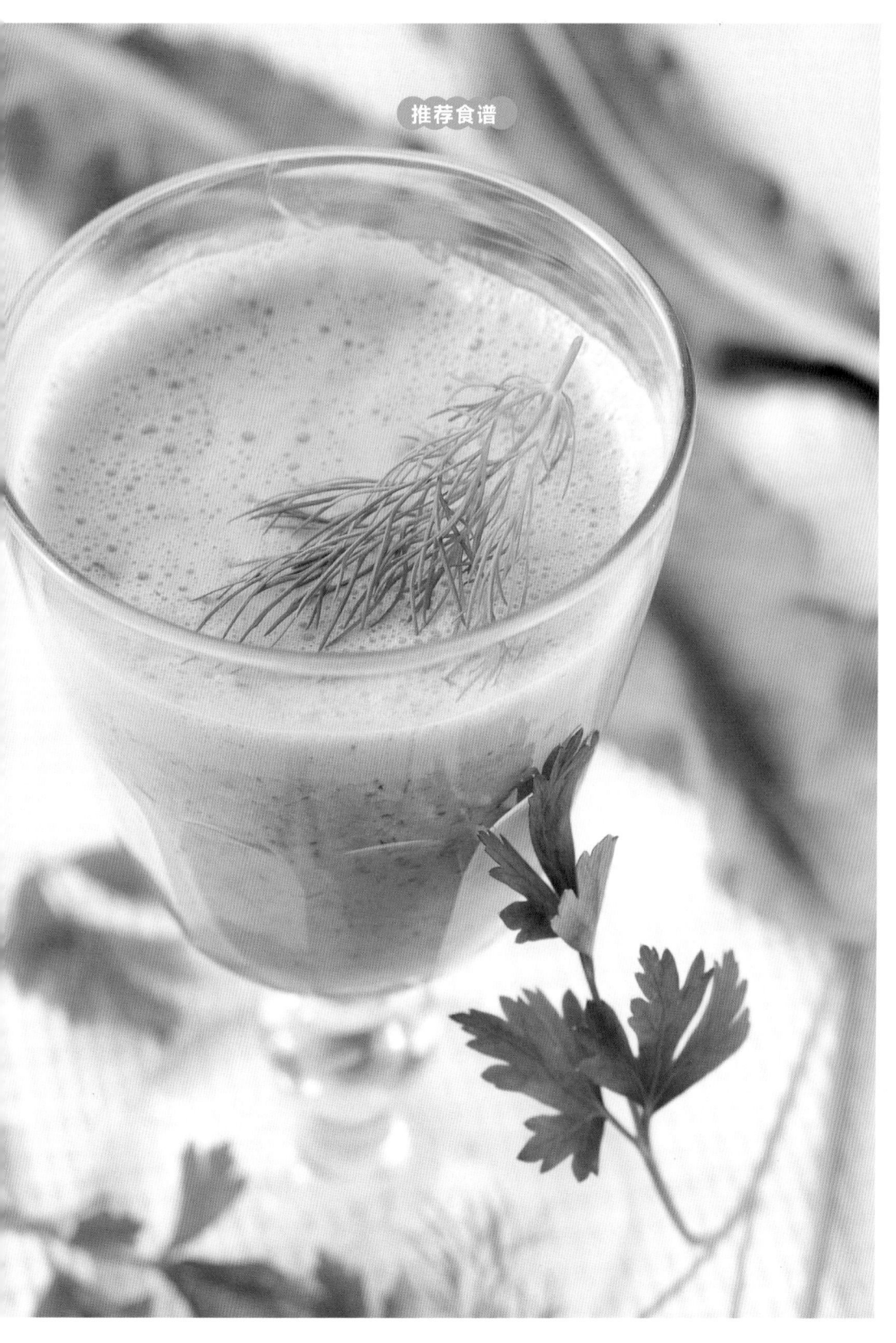

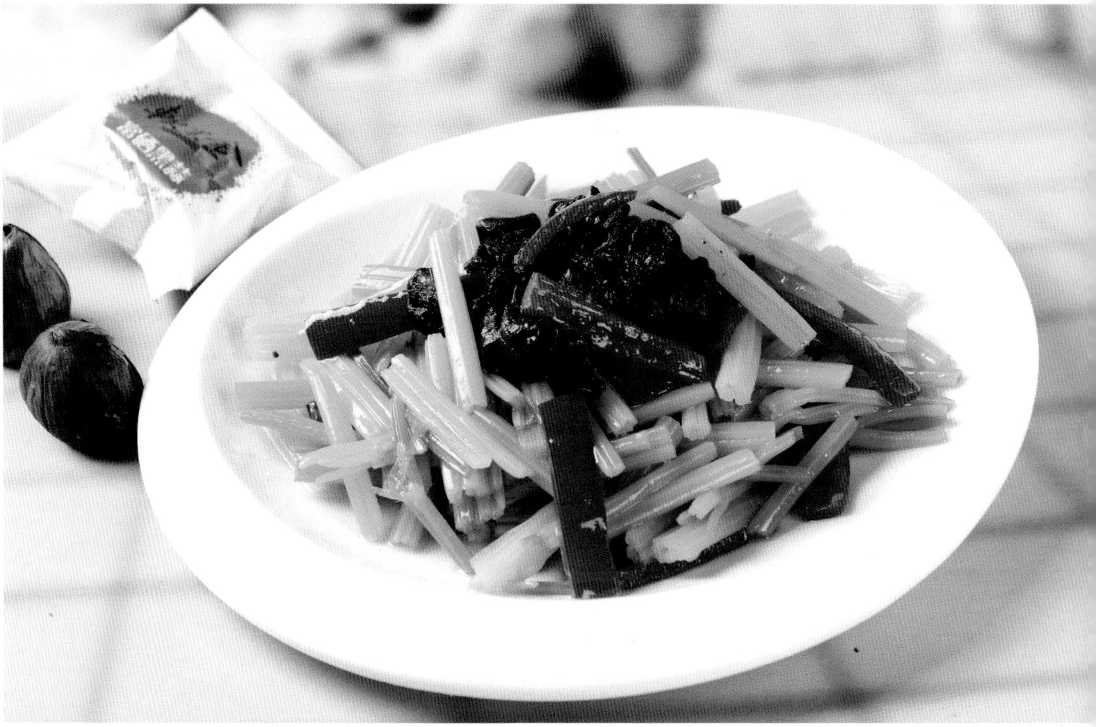

黑蒜拌芹菜

原料

芹菜·····················300g

红彩椒·················40g

黑蒜·····················70g

调料

盐·····························2g

鸡粉·························1g

白糖·························1g

芝麻油·················5mL

食用油················适量

做法

1. 洗净的芹菜切段。

2. 洗好的红彩椒切细条，切段。

3. 黑蒜用刀拍扁，切碎。

4. 锅中注水烧开，加少许盐。

5. 倒入食用油，拌匀。

6. 放入切好的芹菜，焯一会儿至断生。

7. 倒入切好的红彩椒，焯片刻。

8. 捞出焯好的蔬菜，沥干水分，装碗待用。

【 营养功效 】

　　芹菜含有非常丰富的膳食纤维，能有效地促进肠胃蠕动，改善高血脂。黑蒜中所含的蒜素可有效降低血液中胆固醇和三酰甘油的含量，起到降低血脂的作用。

扫一扫看视频

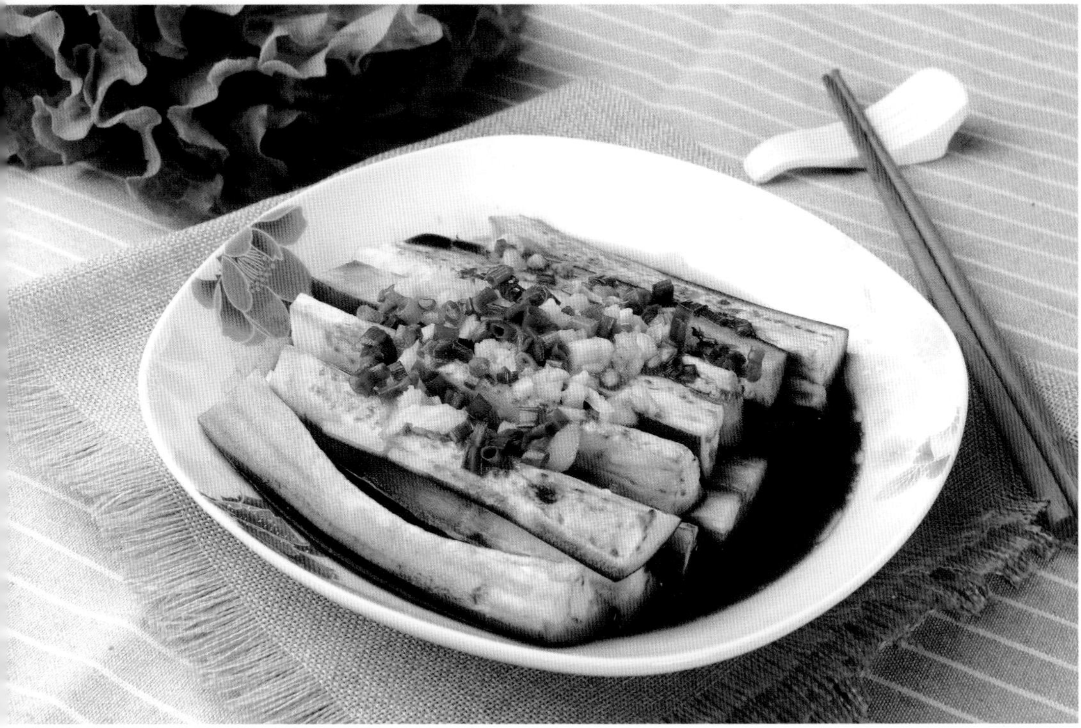

葱扒蒜蓉茄子

原 料

茄子·····················200g

调 料

生抽·····················10mL

陈醋·····················5mL

鸡粉·······················2g

白糖·······················2g

食用油·················适量

蒜末·····················少许

葱花·····················少许

做 法

1. 洗净的茄子对半切开，切条，待用。
2. 电蒸锅注水烧开，放上茄条，加盖，蒸 15 分钟。
3. 揭盖，取出茄条，往茄条上淋上生抽、陈醋。
4. 撒上鸡粉、白糖。
5. 放上蒜末、葱花，铺平。
6. 热锅注油，烧至七成热。
7. 关火后盛出烧好的油浇在葱花上即可。

【营养功效】

　　茄子含有丰富的维生素 E，可防止血液中胆固醇水平增高，因而不易患黄疸病、肝脏肿大、动脉粥样硬化等疾病。而且，蒜末也有一定的降低血脂的功效。

扫一扫看视频

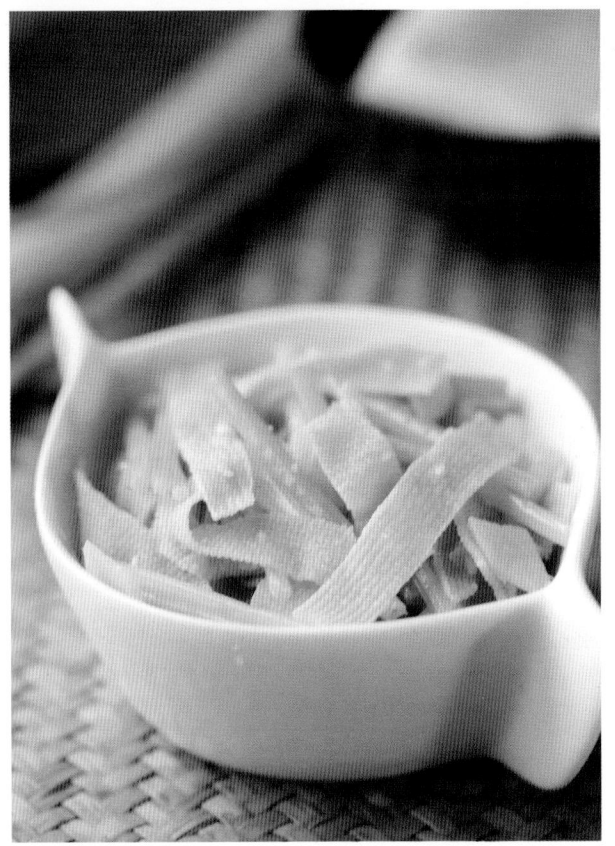

芹菜豆皮干

原料

豆皮·····················110g

芹菜·····················100g

调料

盐··························2g

鸡粉·······················2g

胡椒粉·····················3g

食用油····················适量

蒜末·····················少许

姜片·····················少许

做法

1. 洗净的芹菜切段；洗好的豆皮切块。

2. 热锅中注油，烧至五成热，放入豆皮，炸约4分钟至两面呈金黄色。

3. 关火后捞出炸好的豆皮，沥干油，装入盘中，待凉备用；将炸好的豆皮切成小段，待用。

4. 用油起锅，放入姜片、蒜末，爆香，倒入芹菜段，炒香。

5. 放入豆皮段，炒匀，注入适量清水，加入盐、鸡粉、胡椒粉，翻炒约3分钟至入味。

6. 关火后盛出炒好的菜肴，装入盘中即可。

【 营养功效 】

　　豆皮是常见的豆制品，其中含有大量卵磷脂，能防止血管硬化、保护心脏、预防心血管疾病，适宜高血脂、肥胖者食用。

扫一扫看视频

洋菇芥菜

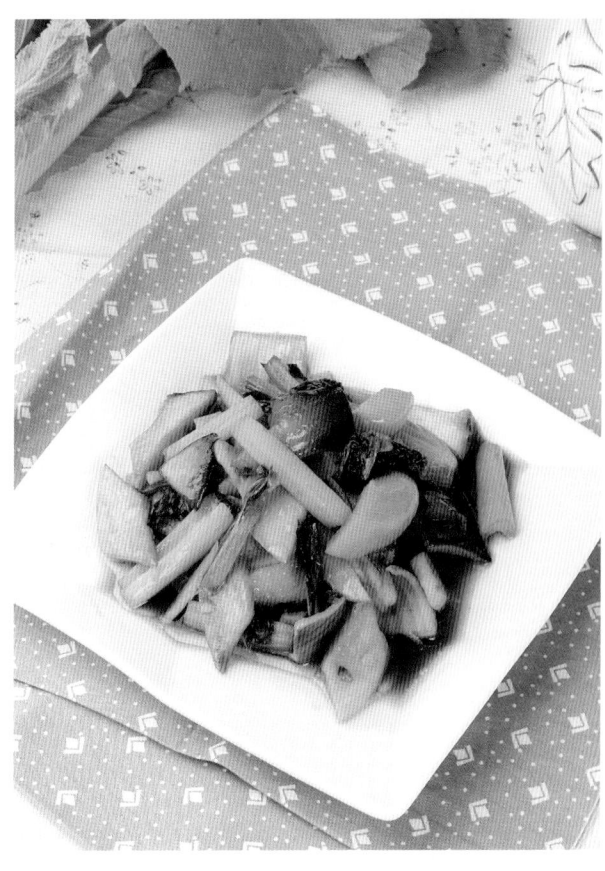

原料

杏鲍菇·················· 80g

芥菜···················· 90g

洋葱···················· 50g

彩椒···················· 40g

调料

盐····················· 1g

鸡粉···················· 1g

生抽··················· 5mL

食用油················· 适量

姜片·················· 少许

蒜末·················· 少许

做法

1. 洗净的洋葱切片，洗好的彩椒切块，洗净的芥菜切段，洗好的杏鲍菇切片。

2. 沸水锅中倒入切好的杏鲍菇片，焯烫约 1 分钟。

3. 放入切好的芥菜，焯烫约半分钟至食材断生，捞出。

4. 用油起锅，倒入姜片、蒜末、爆香，放入洋葱片，炒香。

5. 倒入切好的彩椒，翻炒数下，放入余烫好的食材，翻炒均匀。

6. 加入生抽、少许清水，炒匀，放入盐、鸡粉，炒匀调味。

7. 关火后盛出菜肴，装盘即可。

【 营养功效 】

杏鲍菇含有蛋白质、叶酸、钙、镁、铜、锌等营养成分，具有助消化、保护心血管、控制胆固醇等作用。芥菜含有膳食纤维，也有一定的降脂减肥的作用。

扫一扫看视频

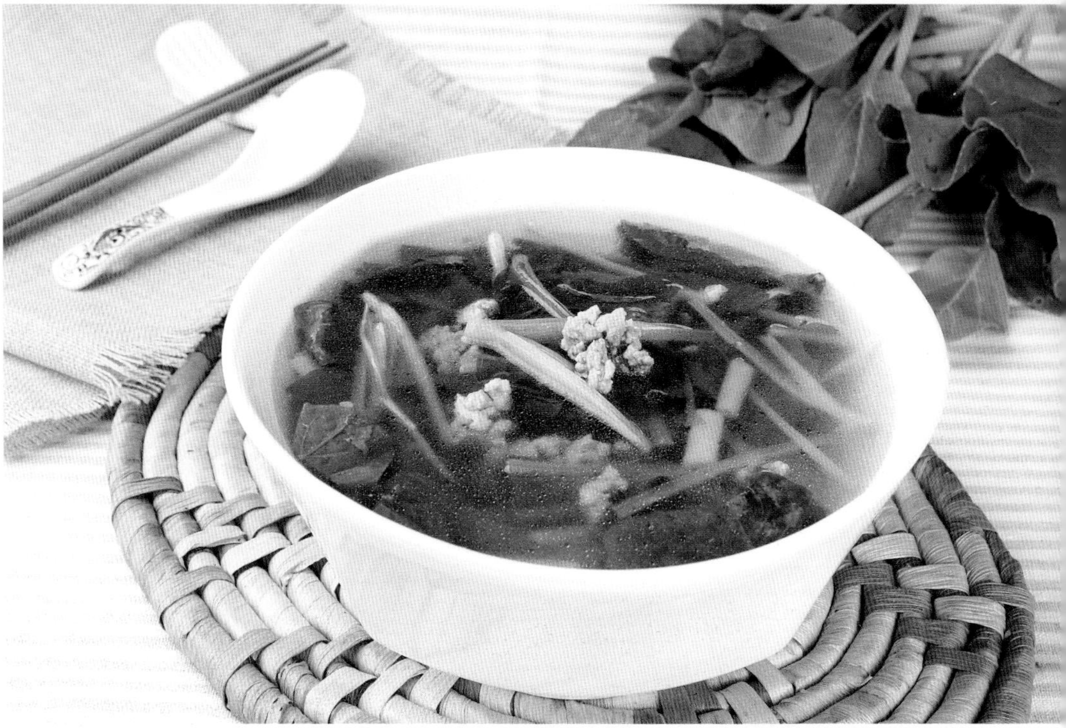

鸡毛菜肉末汤

原料

鸡毛菜·················· 185g

肉末··················· 90g

调料

盐····················· 1g

鸡粉··················· 1g

胡椒粉················· 2g

料酒·················· 5mL

食用油·············· 适量

葱段················· 少许

姜片················· 少许

做法

1. 洗净的鸡毛菜切去根部，切成两段。

2. 用油起锅，倒入肉末，翻炒数下至稍微转色。

3. 放入葱段和姜片，炒出香味。

4. 加入料酒，注入适量清水。

5. 加入盐，煮约2分钟至即将沸腾，倒入切好的鸡毛菜，搅匀。

6. 加入鸡粉、胡椒粉，搅匀调味，稍煮片刻，关火后盛出肉末汤，装碗即可。

【营养功效】

　　鸡毛菜含B族维生素、维生素C、膳食纤维等成分，能降脂降压。搭配瘦肉煮汤，可为高血脂患者提供日常所需营养素。

扫一扫看视频

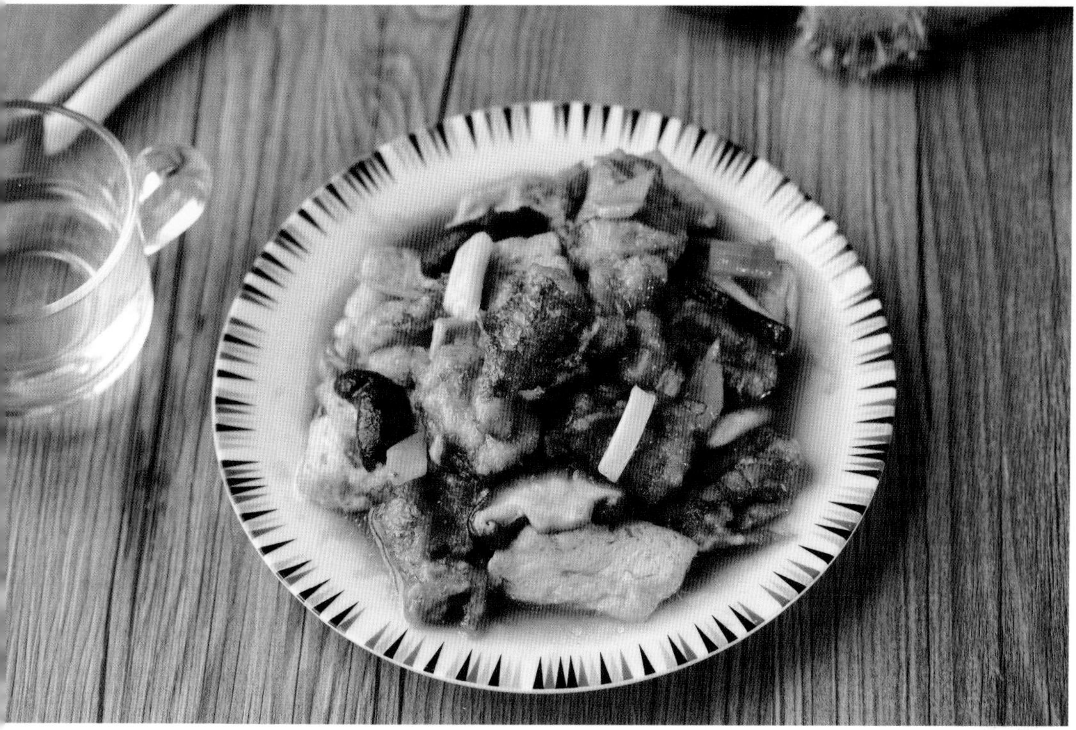

豆腐烧九肚鱼

原料

豆腐·······················110g
去头九肚鱼···········125g
香菇·······················45g
生粉·······················30g

调料

盐·····························2g
鸡粉··························1g
白糖··························1g
料酒·······················5mL
生抽·······················5mL
水淀粉····················5mL
食用油····················适量
姜片·······················少许
葱段·······················少许

做法

1. 洗净的豆腐对半切，切厚片；洗净的九肚鱼切三段装盘，加 1g 盐，放料酒。洗净的香菇切厚片；拌匀调料，腌 10 分钟至去腥提味，倒生粉，拌匀。

2. 热锅中注入足量油，烧至七成热，放入切好的豆腐，油炸 1 分钟至外表金黄，捞出。油锅中继续放入裹上生粉的九肚鱼，油炸 1 分钟至外表金黄，捞出。

3. 洗净的锅中注油烧热，放入香菇片，翻炒数下，倒入姜片、葱段，炒香，加生抽。注少许清水至没过锅底，放入炸好的豆腐，炒匀，加 1g 盐，放入鸡粉、白糖。

4. 倒入炸好的九肚鱼，搅匀，稍煮片刻，加入水淀粉，掂锅炒匀至收汁，关火后盛出菜肴，装盘即可。

【 营养功效 】

豆腐可降低血浆胆固醇、三酰甘油和低密度脂蛋白，有助于预防心脑血管病。

扫一扫看视频

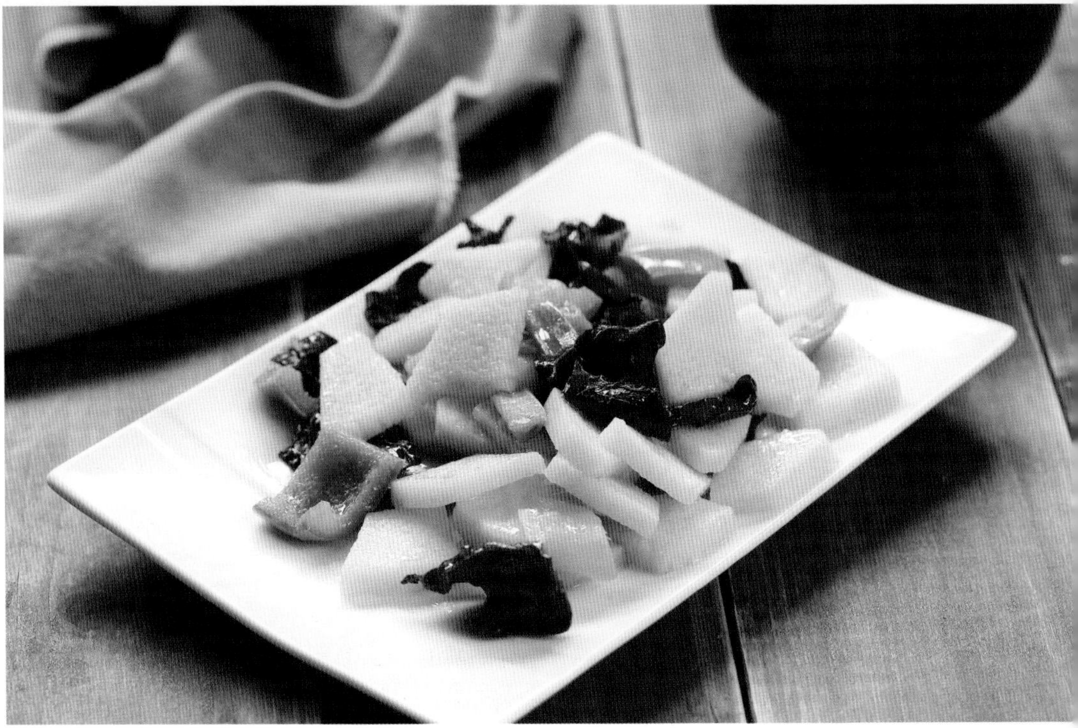

木耳山药

原料

水发木耳..............80g
去皮山药............200g
圆椒..............40g
彩椒..............40g

调料

盐................2g
鸡粉................2g
蚝油................3g
食用油..............适量
葱段..............少许
姜片..............少许

做法

1. 洗净的圆椒切开，去籽，切成块；洗净的彩椒切开，去籽，切成条，再切片；洗净去皮的山药切开，再切成厚片。

2. 注入适量的清水大火烧开，倒入山药片、泡发好的木耳、圆椒块、彩椒片，拌匀，焯煮片刻至断生。

3. 将食材捞出，沥干水分，待用。

4. 用油起锅，倒入姜片、葱段，爆香，放入蚝油，再放入焯煮好的食材。

5. 加入盐、鸡粉，翻炒片刻至入味，将炒好的菜肴盛出装入盘中即可。

【 营养功效 】

　　山药几乎不含脂肪，其所含的皂苷能降低胆固醇和三酰甘油，对高血脂有改善作用。木耳中的膳食纤维能预防肥胖。

扫一扫看视频

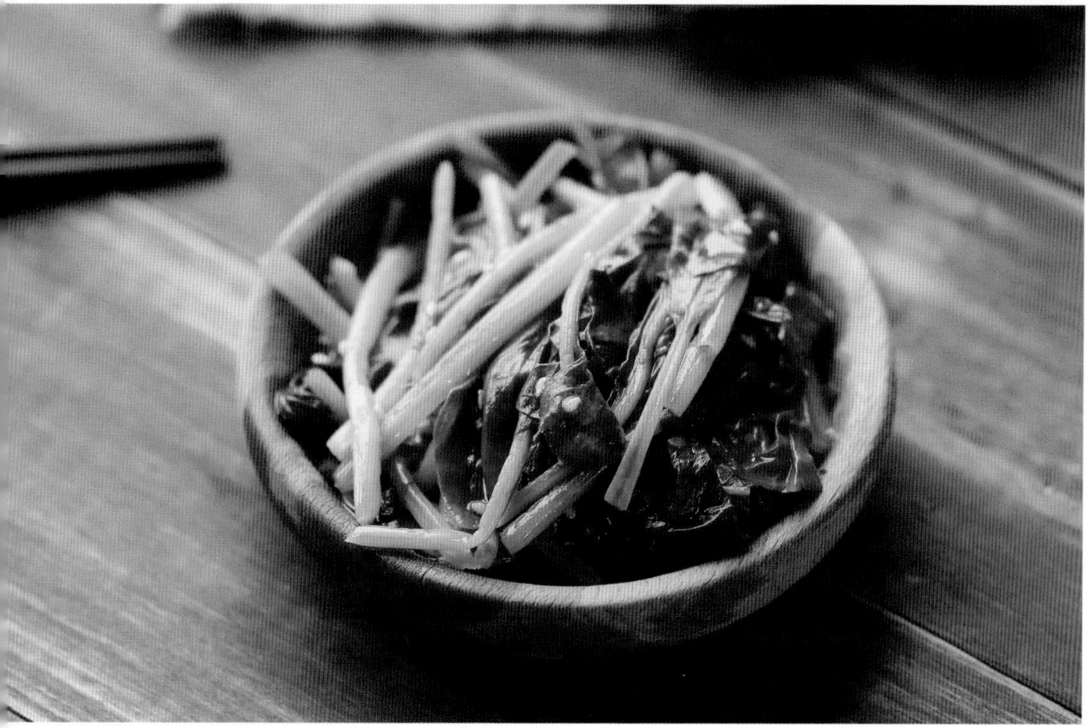

芝麻菠菜

原料

菠菜·····················100g

芝麻·····················适量

调料

盐·······················适量

芝麻油·················适量

做法

1. 洗好的菠菜切成段。
2. 锅中注入适量的清水大火烧开。
3. 倒入菠菜段，搅匀，煮至断生。
4. 将菠菜段捞出，沥干水分，待用。
5. 菠菜段装入碗中，撒上芝麻、盐、芝麻油。
6. 搅拌片刻，使食材入味。
7. 将拌好的菠菜装入盘中即可。

【 营养功效 】

　　菠菜中的膳食纤维含量较高，能促进肠道蠕动，可帮助消化，利于排便。高血脂患者食用具有较好的降脂减肥的功效，又因其富含铁，有利于预防患者贫血。

扫一扫看视频

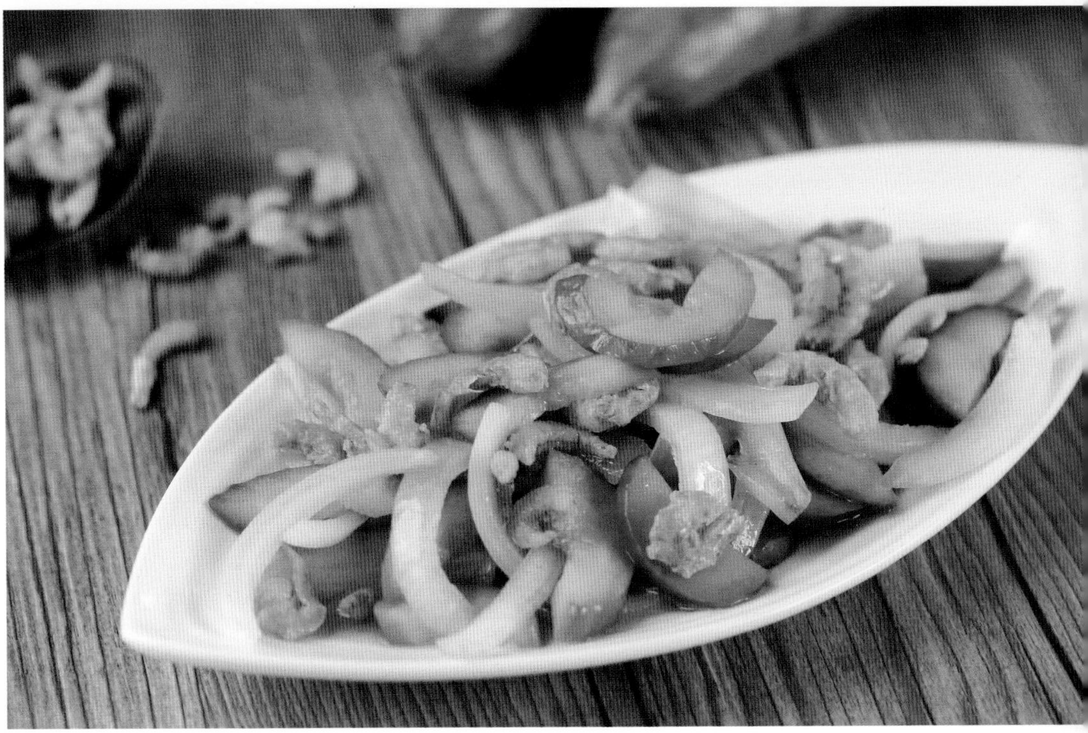

洋葱酱虾米

原料

虾米······················· 20g

洋葱······················· 40g

小黄瓜··················· 50g

调料

生抽······················· 3mL

芝麻油··················· 2mL

做法

1. 洗净的黄瓜切开去瓤，切成片；洗净的洋葱切成丝。

2. 锅中注入适量的清水大火烧开，倒入备好的虾米，煮去多余的盐分。

3. 将虾米捞出，沥干水分，待用。

4. 另起锅，注入适量的清水大火烧热，倒入虾米，略煮片刻。

5. 盖上锅盖，焖3分钟；掀开锅盖，倒入黄瓜片、洋葱丝，略煮片刻。

6. 淋上生抽、芝麻油，搅匀调味，将菜肴盛出装盘。

【 营养功效 】

　　洋葱含有维生素C、叶酸、硒等成分，能降低血脂，具有防癌功效。虾米中含有不饱和脂肪酸，可降低血液中的胆固醇含量。

扫一扫看视频

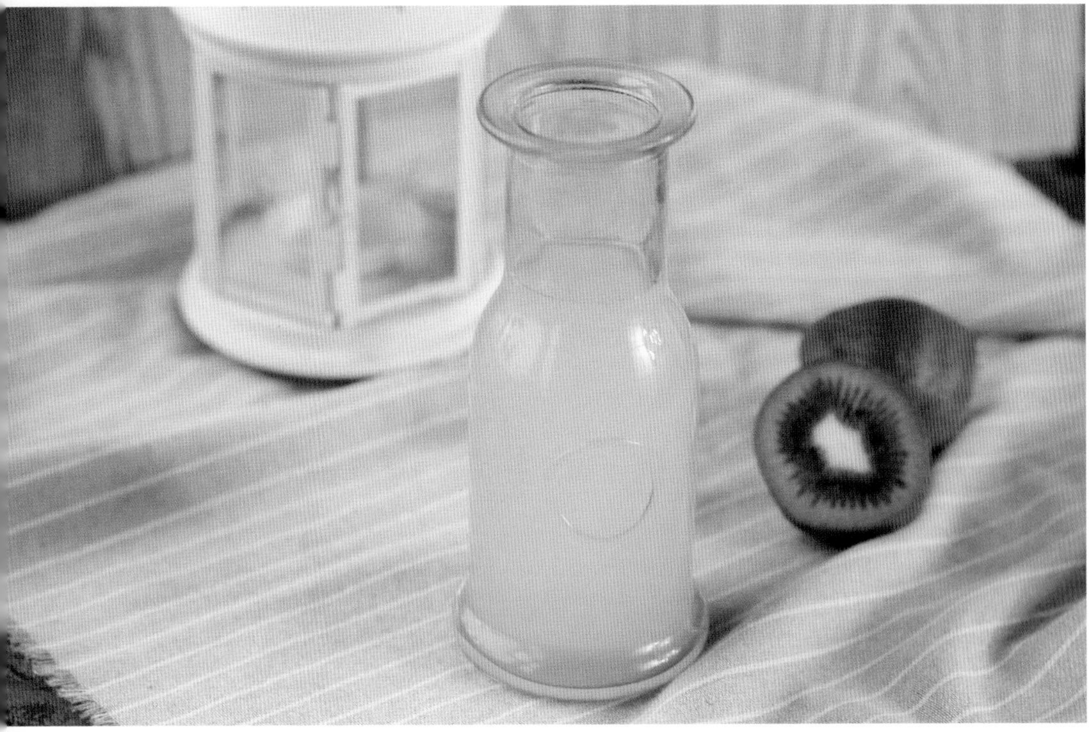

猕猴桃绿茶柠檬汁

原料

去皮猕猴桃··········50g

绿茶··············50mL

柠檬汁·············少许

做法

1. 洗净去皮的猕猴桃切块。

2. 绿茶过滤出茶水，待用。

3. 将猕猴桃块倒入榨汁机中，加入柠檬汁。

4. 倒入绿茶水。

5. 盖上盖，启动榨汁机，榨约 15 秒成果汁。

6. 断电后揭开盖，将果汁倒入杯中即可。

【 营养功效 】

　　猕猴桃酸爽多汁，富含钙、磷、铁、B
族维生素、维生素C等成分，不仅能生津解渴，
其中含有的维生素C和B族维生素能改善人
体的新陈代谢，预防多余脂肪在人体的堆积。

扫一扫看视频

生活调养篇

长期坚持运动，才能有效降低血脂

长期坚持运动，有利于人体骨骼、肌肉的生长，增强心肺功能、改善循环系统、呼吸系统、消化系统的状况。高血脂患者长期坚持运动，可达到降脂减肥的目的。

制订计划，长期坚持运动

运动能使血清总胆固醇、三酰甘油及低密度脂蛋白含量有效降低，而使高密度脂蛋白含量增高。不论选择哪种运动，都要长期坚持，才会有较好的降脂效果。

有研究表明，经过 3~6 个月的运动，血液的总胆固醇才开始下降，坚持锻炼 8 个月，下降率可达到 10%。

定制计划

可制订 1 个月或 1 周的运动计划，尽量写得详细，并将计划表贴在挂历旁、床头等显眼的地方。

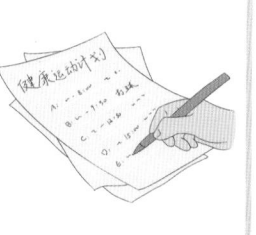

确定持之以恒的信念

一旦决定通过运动来达到降脂的目的，就必须坚定意志，并严格要求自己按计划实施。

选择适宜的运动项目

有氧运动是改善血脂的最佳运动形式，高血脂患者可以结合自己的年龄、身心状态、兴趣爱好等选择适宜的运动，如慢跑、瑜伽、体操、游泳等有氧运动。

确定运动时间和强度

运动的时间和强度，要与自身的生理状况相适应，不能做过量的运动，以免对身体造成伤害。运动不可时断时续，一般的有氧运动时间应达到 30 分钟，尽量不要间断。强度以运动完后身体不感觉疲劳为准。

每日坚持慢跑 5000m

慢跑是防治高血脂的有效方法之一。长期坚持慢跑，可使血脂平稳下降、脉搏平稳、消化功能增强，症状减轻。

在慢跑的过程中应掌握以下技巧：

● **宜慢不宜快**

速度要慢，不要快跑。一般是以1分钟不超过 200m 的速度。有并发症或在跑步中感觉非常吃力的患者应根据自身的情况，适当放缓速度。

● **循序渐进**

平时缺乏运动的患者开始慢跑时，可以先跑 1000m，随身体状况逐渐增加距离，慢慢达到 5000m 的长度。增加的频率以个人不感觉疲劳为宜。

● **慢跑前也要热身**

慢跑虽然属于有氧运动，但因运动的时间较长、拉伸的幅度较大，所以也要适当地热身。最好的方法是慢跑前步行 5 ~ 10 分钟，使大小腿肌肉得到充分伸展。

● **慢跑时配合呼吸**

慢跑时注意保持呼吸的流畅，呼吸的节奏配合跑步动作加速或放缓。由鼻吸气、嘴吐气的方式，有规律地进行呼吸。

● **注意补充水分**

为保证身体始终处于最佳的运动状态，运动前 2 ~ 3 小时内，应该摄入 2 ~ 3 杯 (500 ~ 700mL) 水，保证在运动前身体不缺水。运动完后可适量补水。

注意：单纯的高血脂患者，在没有任何并发症的情况下，可每日慢跑 5000m；有并发症的患者视具体情况而定，一般以锻炼时不发生明显的身体不适为原则，必要时应在医生或家人的监护下进行；高血脂并发冠心病的患者不可进行慢跑，以免发生意外。

饭前快步走，有效降血脂

人在快步行走时候能量的消耗会增加，并且需要从体内储存的脂肪中获得额外增加的能量。而且，快步走的运动强度较小，比较适合在饭前进行。在快步走后的恢复期，再进餐，那么从进餐中摄取的脂肪就会用来补充快步走所消耗的能量，从而使血脂水平下降。

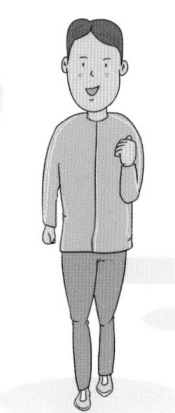

可强筋健骨，"活"血管，预防高血脂患者并发血管硬化。

在饭前短时间快步走能改善人体血脂水平，预防心脏病。

在饭前快步走，可强力消脂，加快新陈代谢。

可改善消化系统，促进肠胃蠕动，增进食欲，为进餐做好准备，有利于营养的吸收。

饭前快步走的好处

但是，在饭前快步走时还应注意以下几点：

◎ 在平地上行走，这样对关节的损伤较小。

◎ 挺胸抬头，展开双肩，让肩与臀保持在同一条与地面垂直的直线上。若臀部靠后，会增加脊柱和腰部负担，不能达到最佳运动效果。

◎ 自然摆臂，注意臂不要摆到肩以上。步伐要大，速度要快，应将腰部重心置于所迈出的脚上，快走时要积极使用全身肌肉，这有助于减轻腰痛、肩痛，并可改善内脏功能。

◎ 高血脂患者快步走的速度要根据自身的体能状态而定。

科学游泳，调节血脂

游泳是所有体育运动项目中对身体各部位锻炼最为全面的运动，几乎所有的肌肉群和内脏器官都会参加。游泳时，人在水中承受的压力比在陆地高750多倍，导热是空气的28倍。要想在水中前进，就要克服阻力，并连带消耗身上的热量。如果做长时间的慢速游，那么消耗的主要能量就来自脂肪，从而增加了游泳运动的直接效果，极利于降血脂。因此，可以说游泳能增强各器官的功能，使身体得到全面锻炼。

游泳对高血脂患者的好处表现在以下几方面：

◎ 游泳可以说是一种锻炼血管的体操，慢速度的游泳可以使高血脂患者的身心都得到放松，从而有利于改善血脂代谢。

◎ 游泳可促进全身运动，促进机体的全面发展，达到降脂减肥的效果。

◎ 游泳可促进新陈代谢，增强机体适应外界环境变化的能力，提高抗病能力，从而维持稳定的血脂水平。

◎ 高血脂患者如果是在室外游泳，还可接受充足的紫外线，增强皮肤的抵抗力，防治皮肤病和预防动脉粥样硬化。

◎ 长期坚持，高血脂患者的呼吸肌会得到很好的锻炼，从而维持良好的呼吸功能，预防并发呼吸系统疾病。

但是，高血脂患者也应科学地进行游泳运动。大致要注意以下一些问题：

◎ 在病情稳定的前提下，高血脂患者才可游泳，有其他并发症者需咨询医生。

◎ 患者不可独自一人去游泳，需与他人结伴，并携带相关药物。

◎ 饭前饭后不宜游泳，以免运动系统供血不足。

◎ 游泳前要进行适量的热身运动，促进血液循环。

◎ 游泳的时间不要超过 30 分钟，要量力而行。

骑自行车，可有效改善高血脂

　　骑自行车是一项简便易行的有氧运动，不仅可以减肥，还能够预防高血脂。对高血脂患者来说，如何骑自行车才能达到降脂健身的效果，并减少运动伤害呢？

　　经科研人员测定，骑自行车至少能够牵动人体下肢 3 对关节和 26 对肌肉，可锻炼髋关节、膝关节、踝关节等。可以说，身体各项功能均能得到锻炼。长期坚持骑行可改善全身的脂肪代谢，对高血脂有一定的防治作用。

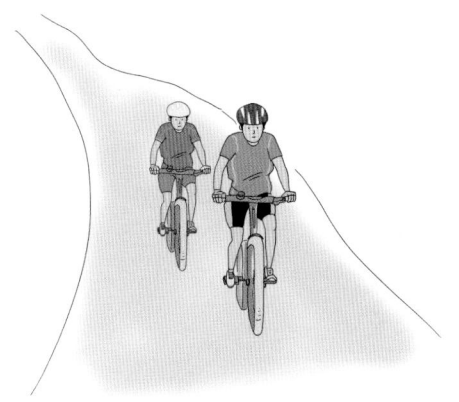

温馨提示：

◎ 选择合适的骑行装备，穿防滑的鞋。

◎ 不要独自一个人骑行到野外，最好与家人、朋友结伴而行。

◎ 骑行的时候随身携带降脂药物。

◎ 身体出现不适时，应立即停止骑行。

◎ 定期骑行，可 1 周进行 1 ~ 2 次。

高血脂患者
牢记睡眠四不宜

　　睡眠对人的身体健康及精神状况非常重要，高血脂患者尤其要留意睡觉时的细节问题，尽量避免以下四种不宜做的事情。

枕头不宜过高

　　血脂过高时，其血流速度比正常人慢，睡眠时更慢。如果再睡高枕，那么血液流向头部的速度就会减慢，流量也会减少，很容易发生缺血性脑卒中，即脑梗死。一般高血脂患者的枕头高度应控制在 15cm 左右，且要选择软硬适中的枕头。

睡前不宜过饱	睡前如果吃得过饱，为消化食物，人体大量血液流向胃肠部，而流向头部、心脏的血液减少，这样也会增加诱发脑梗死、冠心病的风险。高血脂患者应在饭后1小时后再睡觉。
被褥不宜厚重	盖厚重被褥，既会影响呼吸，又会使全身血液运行受阻，容易导致脑血流障碍和缺氧，从而使颅压增高，诱发脑卒中。高血脂患者应尽量选择保暖性好且轻的被子，如羽绒被。
安眠药及降压药不宜过量	安眠药及降压药均会不同程度地减缓睡眠时的血液流速，并使血液黏稠度相对增加。高血脂患者原本血液黏稠度就高，睡前服用安眠药及降压药，会增加脑卒中的发病风险。而高血压患者夜间血压会较白天低，也不建议睡前服药。

温泉浴可以调节血脂，改善心血管功能

温泉浴的好处有很多，例如在冬天泡温泉，能增强人体的耐寒能力以及免疫力。另外，温泉浴可预防心脑血管疾病，对高血脂患者也有一定的好处。

温泉浴对心血管的作用

温泉浴可增加心脏舒缩功能，促进血液循环，降低高血脂患者血液黏稠度，具有很好的调节血脂代谢的作用。同时，泡温泉时，温泉里面含有的矿物质会透过皮肤吸收，改善血液循环，加速新陈代谢。温泉中的某些化学物质可刺激自主神经，以及内分泌及免疫系统，改善心血管的功能，以及提高人体免疫力。

高血脂患者泡温泉的注意事项

高血脂患者，一定要在规律服药且血脂控制良好的前提下才可进行温泉浴，具体事宜可遵医嘱。

● **选择适宜的水温**

过高的水温会增加心脏负担，易造成憋气、心悸，水温在38℃~40℃之间较适合。入水前，应先泡双脚，再将水泼淋全身，适应水温后才全身浸入。

● 控制好时间

首次泡温泉最好不要超过 10 分钟，身体适应后可逐渐延长时间，但尽量不超过 20 分钟。泡温泉时可以泡一会儿，上岸坐一会儿再泡，这样可以保证心脏供血，避免胸闷胸痛，比如20分钟总时间，可以分 4 次下水，每次泡 5 分钟。

● 不要按摩

泡温泉时血液循环加速，心跳加快，如果同时按摩会加大心脏的负担。因此，泡温泉时不要按摩。

● 水深不要过胸

尽量不要去深水区，也不要完全躺下，不可让水面高于胸部。

● 缓慢出浴

高血脂患者出浴起身时应谨慎缓慢。因为泡温泉主要是下半身泡在水中，相应部位血管被扩张，如果突然由坐位变为站位，容易导致脑供血不足，特别是心血管疾病患者，可能出现头晕、头痛、摔倒等情况。

● 带上药物

高血脂患者即使是病情相对稳定时，也需要配备一些降脂的药物。同时，温泉浴时最好有家人陪同，以免发生意外。

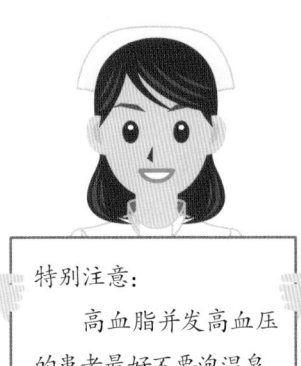

特别注意：
高血脂并发高血压的患者最好不要泡温泉。

高血脂患者
在什么情况下需用药物治疗

对高血脂患者来讲，无论有无症状都应接受合理的降脂治疗。高血脂的治疗分为非药物和药物治疗两种。那么，高血脂患者在什么情况下需要用药物治疗呢？

一般认为，年龄在 45 岁以上、血脂已经达到临界水平者，就应该采取非药物治疗。非药物治疗主要包括：限制进食的总热量，坚持低脂、低胆固醇、高膳食纤维饮食；加强体育锻炼；生活规律，劳逸结合；将心理情绪调整至最佳状态；戒烟限酒。

凡具有以下情况之一者应开始用药物治疗。

◎ 血脂水平超过临界值，且经过非药物治疗无效者。

◎ 血脂虽处在临界水平，但已经合并有明确冠心病的患者。

◎ 血脂在临界水平，虽然没有冠心病，但已经存在 2 个以上的冠心病危险因素者（高血压、糖尿病、吸烟、饮酒、肥胖、A 型性格、精神情绪紧张、遗传因素、60 岁以上、男性）。

常用降脂药物
的种类及特性

常见的降脂西药及特性

1 HMG-CoA 还原酶抑制剂

此类药物是目前临床上应用最广泛的药物，主要用于高胆固醇血症的治疗。现已有5种HMG-CoA还原酶抑制剂药物可供临床选用：洛伐他汀，常见的有"美降之""罗华宁""洛特""洛之特"等；辛伐他汀，常见的有"舒降之""理舒达""京必舒新""辛可"等；普伐他汀，常见的有"普拉固""美百乐镇"；氟伐他汀，常见的有"来适可"；阿托伐他汀钙，常见的有"立普妥""阿乐"等。该类药物最常见的不良反应主要是轻度头痛、胃肠反应。

2 胆汁酸结合树脂类

这类药物可阻止胆酸或胆固醇从肠道吸收，促使其从粪便排泄，从而促进胆固醇降解，适用于除家族性高胆固醇血症以外的任何类型的高胆固醇血症。不良反应如恶心、呕吐、胀气、便秘等。

3 烟酸类

烟酸可降低三酰甘油酶活性，并能抑制肝细胞利用CoA合成胆固醇，从而降低三酰甘油、胆固醇。这类药物属于B族维生素，当用量超过其作为维生素作用的剂量时，可明显降低血脂。这类药物适用范围较广，可用于除纯合子型家族性高胆固醇血脂及1型高脂蛋白血症以外的任何类型的高脂血症。使用这类药物往往会有面部潮红、瘙痒、胃肠道症状，严重者可使消化性溃疡恶化，偶见肝功能损害等不良反应，且反应较大，一般不单独使用。

4 苯氧乙酸类

苯氧乙酸类药物的主要适应证为高三酰甘油血症，或以三酰甘油升高为主的混合型高脂血症。目前临床应用的苯氧乙酸类药物，主要有环丙贝特、苯扎贝特、吉非贝齐及非诺贝特。这些药物可有效降低三酰甘油22％～43％，而降低总胆固醇仅为6％～15％，并且有不同程度升高高密度脂蛋白的作用。该类药物常见的不良反应为胃肠反应，如恶心、腹泻等，严重者会导致肝损害。

常见的降脂中成药及特性

血脂康胶囊

主要用于降脂治疗，是现代科技与中医学相结合生产出的纯天然生物制剂，其安全性较高，极个别严重胃病患者服药后出现轻度腹胀感，但无需停药也可缓解。另外，也可用于动脉粥样硬化引起的心脑血管疾病的辅助治疗。孕妇及哺乳期女性慎用；有活动性肝炎或无法解释的血清氨基转移酶升高者禁用本品。

茶色素胶囊

茶色素胶囊主要用于心脑血管疾病，如脑卒中、高血脂、高纤维蛋白原血症、高黏血症、动脉粥样硬化等的防治，以及糖尿病、肾病综合征、脂肪肝等合并上述高血脂的辅助治疗。临床未见明显的不良反应。但需注意，有出血倾向的患者慎用，出血停止后可在医生的指导下服用。

降脂通络软胶囊

此药有活血行气、降脂祛浊的功效，适用于高血脂。临床前药效学试验表明，降脂通络软胶囊可使血清总胆固醇、三酰甘油和低密度脂蛋白降低，还可使肝脏胆固醇含量降低，使血清和肝脏中的过氧化脂质含量降低，使血浆纤维蛋白原含量降低。

绞股蓝总苷胶囊

这是高血脂类非处方药药品，主要成分是绞股蓝总苷，具有养心健脾、除痰化瘀、益气和血、降血脂的功效。适用于高血脂有心悸气短、胸闷肢麻、眩晕头痛、健忘耳鸣、自汗乏力、心脾气虚、痰滞血瘀者。研究证明，此药在胃中溶解的时间明显短于同类药物的片剂及普通胶囊剂，其吸收量远大于同类药物，停药后血脂反弹间隔时间较其他药物延长 2～3 倍，具有较高的生物利用度。

脂必妥片

主要成分为山楂、白术、红曲等，有消痰化瘀、健脾和胃的功效。主治痰瘀互结、血气不利所致的高血脂，也可用于高血脂及动脉粥样硬化引起的其他心血管疾病的辅助治疗。孕妇及哺乳期妇女禁用。服药期间及停药后应尽量避免高脂饮食。

停用降脂药后
血脂会反弹吗

很多人认为血脂一旦降至理想值就是治愈，便会擅自停药或减药。但事实上，服用降脂药物的目的，在于阻止动脉粥样硬化的进程，预防和减少心脑血管疾病的发生。药物降脂是一个长期过程，随意停药会导致血脂反弹。

患者每日服用降脂药物，就相当于每日对自己的血管进行清理，从而使血脂保持在正常状态。就像清洗厨房洗菜池的下水道一样，洗菜池的下水管容易被堵住，所以需要每日都把下水口滤网处的蔬菜碎屑、食物残留清理出去，下水管才会保持通畅。降脂药物通过干扰脂质代谢的一个或多个环节来控制血脂水平，如减少脂质吸收，加速脂质分解，阻止胆固醇、低密度脂蛋白的合成等。自行停药相当于停止日常清理工作，会使已逐渐恢复的脂质代谢紊乱，血脂很快会反弹到服用药物之前的水平，对身体健康不利。

长期规律服用降脂药

血脂处于正常值的范围
无血脂代谢异常发生
患心血管疾病的概率大大降低

擅自停服降脂药或减药

血脂容易出现反弹升高
容易导致血脂异常
增加患心血管疾病的风险
影响长期的治疗效果

高血脂患者如在医生的建议下服用降脂药物，一般都需要长期坚持下去。如果服药一段时间后，血脂降至正常范围，部分病人可在医生指导下尝试减少剂量，但还有一部分病人要维持原先剂量，具体事宜应听从医生的指导，不可擅自停药或减药。

长期服用降脂药物虽然有不良反应，但只要药品正规，在医生指导下服用，并定期检测肝肾功能和血脂控制情况，一般比较安全。

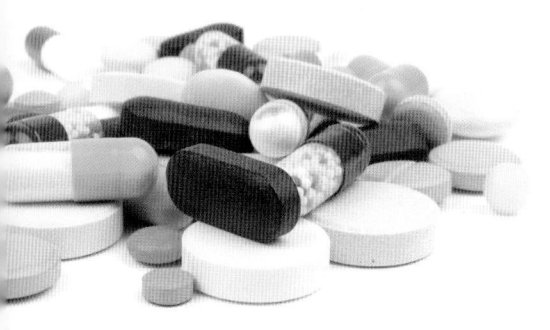

一学就会，
特效穴推拿降血脂

正确的穴位推拿，不仅可以帮助高血脂患者降低血脂，还能预防脑卒中等心脑血管疾病。降脂有哪些特效穴位？推拿时，又有哪些注意事项呢？

◎ 推拿者在推拿前要修剪指甲，用温热的水清洗干净双手，并且在操作前搓热双手。

◎ 推拿者与患者的位置要合理安排，特别是患者取坐、卧等姿势时，既要使患者舒适，又要便于推拿者操作。

◎ 操作时手法力度要适中，以有一定的酸胀感为宜。

◎ 患者在大怒、大喜、大恐、大悲等情绪激动的情况下，不宜操作。

◎ 患者合并其他病变时，有关推拿的具体事宜应遵医嘱。

按揉丰隆穴

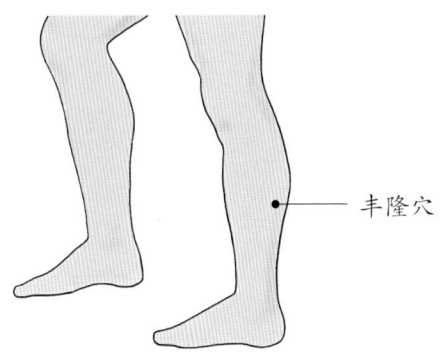
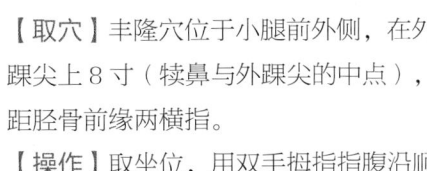

丰隆穴

【取穴】丰隆穴位于小腿前外侧，在外踝尖上8寸（犊鼻与外踝尖的中点），距胫骨前缘两横指。

【操作】取坐位，用双手拇指指腹沿顺时针方向按揉同侧丰隆穴2分钟，以局部酸胀为度。

【功效】按揉丰隆穴有化痰祛湿、调理脾胃、降低血脂的作用，可改善高血脂所致的眩晕。

按揉命门穴

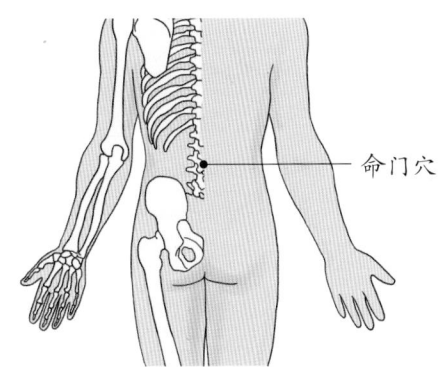

命门穴

【取穴】命门穴位于背部正中线上，第2腰椎棘突下凹陷中。

【操作】取站位或坐位，腰微挺，握拳，用一手的掌背或掌指关节有节奏地按揉命门穴，力度要稍大一些，按揉2分钟。

【功效】可强壮腰部肌肉，消除腰背部酸痛，温补肾阳，促进腰部的脂肪代谢。

点按足三里穴

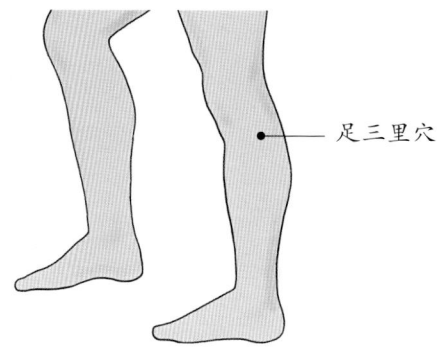

足三里穴

【取穴】足三里穴位于胫骨外侧，在犊鼻下方3寸处，距离胫骨前缘一横指。

【操作】患者仰卧或取坐位，用拇指顺时针方向按揉足三里穴约2分钟，以局部感到酸胀为佳。

【功效】点按此穴可调节胃肠功能，促进排泄，经常按摩可促进血脂代谢，从而降低体内的血脂含量。

按揉手三里穴

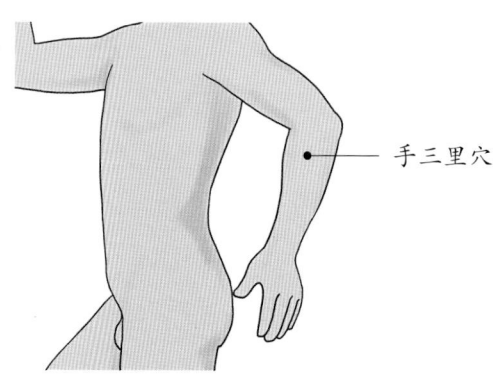

手三里穴

【取穴】手三里穴位于肘横纹外侧端，曲池下2寸处。

【操作】前臂稍屈曲，用对侧拇指指腹按于手三里穴，由轻而重向外按揉2分钟，以局部有酸胀感为度。

【功效】手三里穴属手阳明大肠经，经常按摩可促进大肠蠕动，促进食物残渣排出体外，减少脂肪沉积。

按揉太冲穴

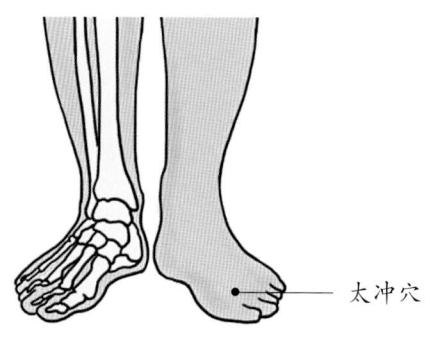

太冲穴

【取穴】太冲穴位于脚背面，第1、第2脚趾根部结合处后方的凹陷处。

【操作】取坐位，用大拇指或示指点按太冲穴半分钟，再沿顺时针方向按揉2分钟，以局部感到酸胀为佳。

【功效】常按揉此穴可改善高血脂所致的头胀痛、头晕、偏头痛、月经不调等。

儿童高血脂，
注意心理治疗

按照通常的判断标准，儿童血脂的理想标准是血清总胆固醇小于 4.42mmoL/L、低密度脂蛋白胆固醇小于 2.86mmoL/L。如果血清总胆固醇大于等于 5.2mmoL/L，或低密度脂蛋白胆固醇大于等于 3.38mmoL/L 则为高血脂。

儿童患高血脂应以非药物性治疗为主（限制进食的总热量，低脂、低胆固醇、高膳食纤维饮食）。并且，相对于成年人，儿童的心理比较脆弱、承受力较差、缺乏安全感。所以，要特别注意儿童患者的心理治疗。

家长需向孩子讲解清楚，为什么需要住院、吃药、改变饮食等。对于已产生并发症需住院治疗的孩子，家长则需处理好医患关系，多通过医生和护士鼓励开导孩子。如果是因为饮食不当、缺乏锻炼而导致的高血脂，家长则需密切关注其饮食，帮助其培养健康科学的饮食习惯，并督促孩子进行适当的锻炼。但在这个过程中千万不可操之过急，或责备孩子，以免造成孩子焦躁不安、逆反甚至自卑的心理。具体而言，家长需注意以下几方面。

1

注意与孩子的交流方式。患高血脂的孩子，可能存在心理脆弱的问题，家长在与其交流时，应尽量保持轻松、温柔的语气，与孩子交流时一定要专注，不要以为孩子小就在不意。即使是治疗高血脂而改变每日食谱，也要尽量和孩子商量。

2

和孩子一起运动。家长可多组织亲子游戏，和孩子一起参加体育锻炼，让孩子在轻松、愉快的运动中达到降脂减肥的目的。

3

避免家庭矛盾。父母双方在孩子面前应避免发生冲突，尤其在治疗孩子高血脂的事情上应尽量保持意见统一。

4

减少孩子独处的时间。家长应多陪伴孩子，或者多让孩子参加集体活动，避免其出现孤独无助的心理。

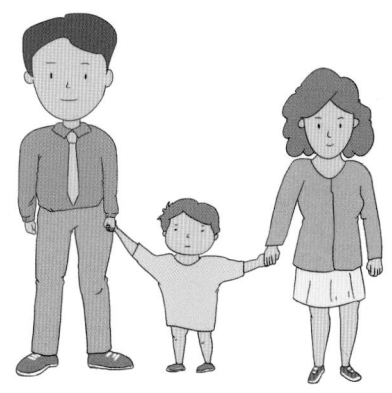

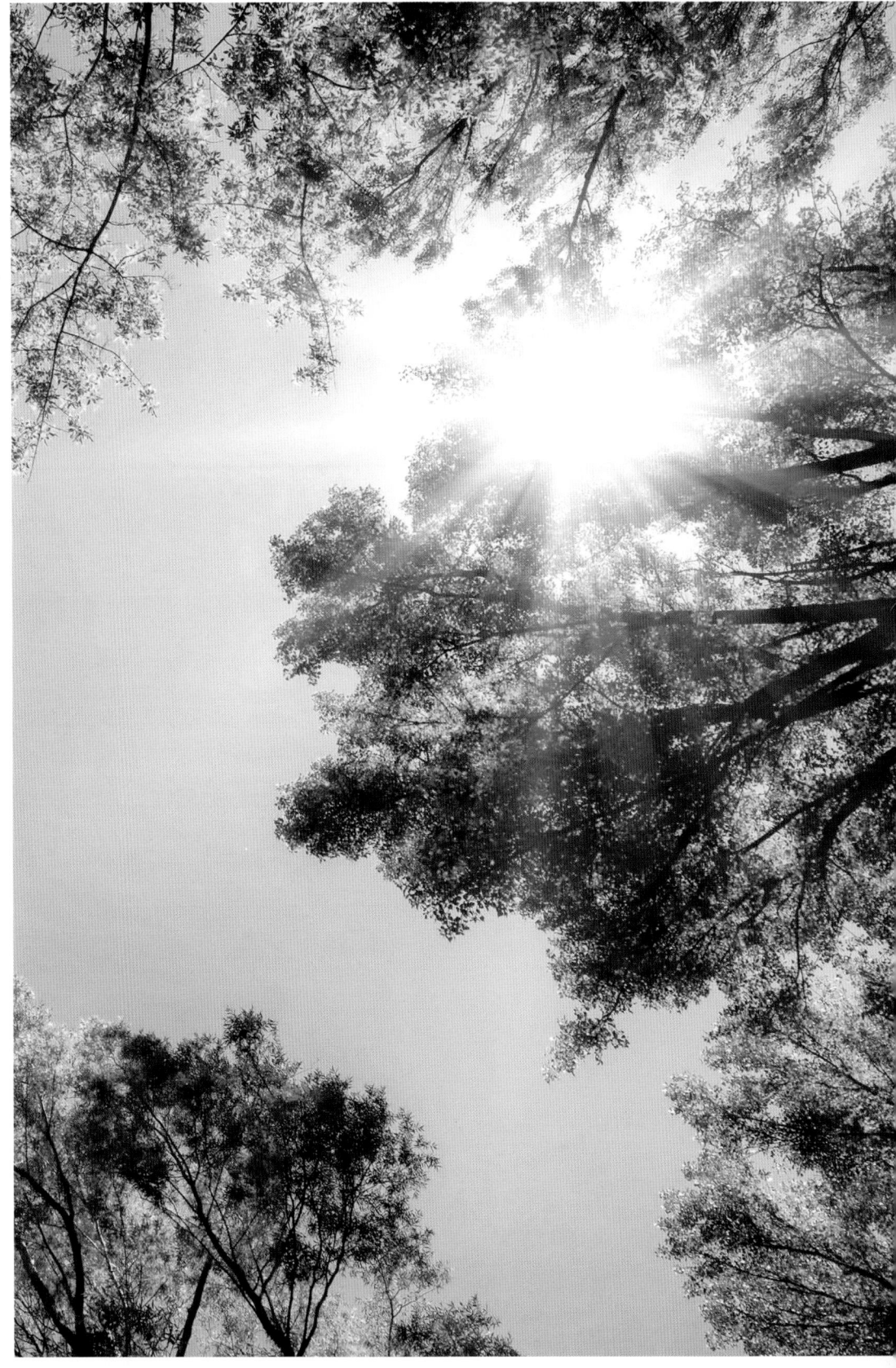

PART 5

降糖"活"心
——拒绝"甜蜜"的陷阱

若我们拒绝不了"甜蜜"的诱惑，那维护心血管健康就会不得其法。本章从认识糖尿病开始，分饮食和生活两个方面阐述了如何调节血糖，减轻高血糖对人体的损害，提高糖尿病患者的生活质量，让心脏和血管脱离"甜蜜"的苦海，降糖"活"心。

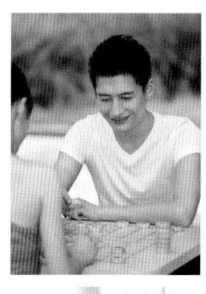
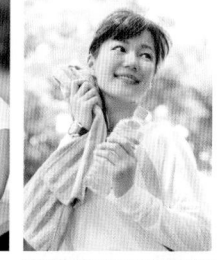
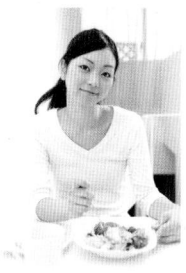
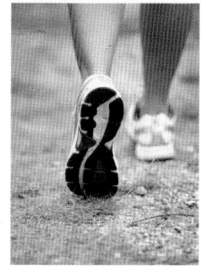

基础知识篇

揭开血糖的面纱，
糖尿病并不只是吃太多

"不要吃那么多，要不会得糖尿病的！"我们经常会听到周围的人这样善意的提醒。那么，吃得多是不是会引发糖尿病呢？下面我们走近糖尿病，揭开血糖的面纱，了解糖尿病的成因。

血糖的来源和去向

血液中所含的糖分被称为血糖，实际上是糖在体内的运输方式，其浓度是与之有关的代谢过程动态平衡的结果。

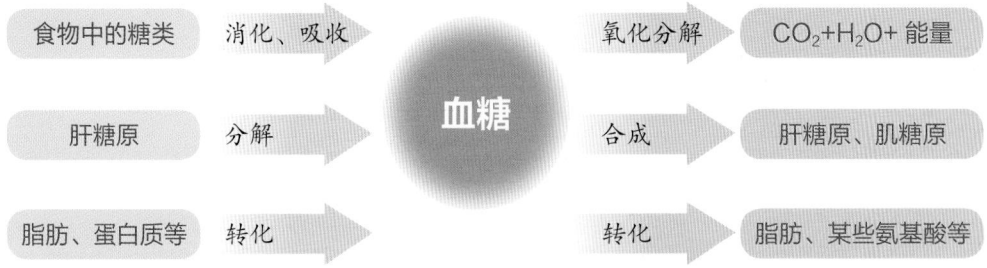

食物中的糖类 —消化、吸收→ 血糖 —氧化分解→ CO_2+H_2O+ 能量

肝糖原 —分解→ 血糖 —合成→ 肝糖原、肌糖原

脂肪、蛋白质等 —转化→ 血糖 —转化→ 脂肪、某些氨基酸等

血糖的调节

血糖浓度受神经、体液的调节，以及饮食、运动的影响。其中，激素对血糖浓度的调节作用相当精细和复杂，血糖浓度升高一方面促进胰岛素分泌，抑制胰高血糖素的分泌，而胰岛素本身又具有抑制胰高血糖素的作用，使胰高血糖素分泌受到双重抑制，以充分发挥胰岛素降低血糖的作用。而另一方面，又加强生长激素的分泌，从而抑制胰岛素分泌。这样从两个相反的角度来影响胰岛素的分泌，使其分泌量适中，以维持恰到好处的血糖浓度。

引起糖尿病的原因

易"吃"出来

高脂肪饮食可以抑制代谢率，使体重增加而肥胖。肥胖者存在着明显的高胰岛素血症，而高胰岛素血症可以使胰岛素与其受体的亲和力降低，导致胰岛素作用受阻，引发胰岛素抵抗。

易"烦"出来

精神紧张、情绪激动会引起机体某些应激激素的大量分泌，势必会造成内分泌代谢调节紊乱，而此类激素分泌过多都会使血糖升高，与胰岛素相对抗，引起血糖、血压的持续增高，最终导致糖尿病、高血压。

易"闲"出来

现代生活使人们以车代步，以电梯代替登高，以家用电器代替家务等。运动量不足，不仅降低机体的抗病能力，还会减慢细胞内葡萄糖的转运，降低肌肉葡萄糖的氧化和利用率，以及机体对胰岛素的敏感度。

易"传"下来

糖尿病具有家族遗传易感性。父母任一方患有糖尿病，其小孩会携带糖尿病易感基因。在后天环境的影响下，比未携带易感基因的孩子更易患上糖尿病。但并不是所有的易感基因携带者都会得糖尿病。

时刻牢记：
理想的空腹血糖值应小于 6.1

对于"糖友"来说，把血糖长期控制在一定范围，对控制病情和减缓并发症意义重大。这一点在多个大型的循证医学研究中得到了充分证实。

衡量糖尿病控制水平的标准是糖化血红蛋白。糖化血红蛋白是否达标，与空腹血糖密切相关。为了控制好血糖，预防糖尿病并发症，需保证糖化血红蛋白达标，而这第一步就是需要先使空腹血糖达标。

在美国临床内分泌医师协会 2013 年公布的《ＡＡＣＥ糖尿病综合管理流程》中，提出了明确且严格的空腹血糖控制目标：空腹或餐前血糖小于 6.1mmol/L，且无低血糖发生。

糖尿病
的征兆与诊断

糖尿病是一种慢性病，主要是长期不良的因素影响一步步导致的。所以，留心生活，及早发现糖尿病的前期征兆，积极去医院确诊，是控制糖尿病进一步发展的关键。

糖尿病的典型征兆

糖尿病的典型症状为"三多一少"，即多食、多尿、多饮、体重减轻。

◎ 多食：糖分丢失，热量不足以维持身体的基本需求，导致食量大增；高血糖也会刺激胰腺分泌，让人产生饥饿感，食欲亢进，食量增加。

◎ 多尿：血糖过高，经肾小球滤出的葡萄糖不能完全被肾小管吸收，形成渗透性利尿。血糖越高，尿糖排泄越多，尿量越多，形成恶性循环。有的糖尿病患者一日尿量可达 5000 ～ 10000mL，排尿次数可达 20 余次。

◎ 多饮：因为排尿量增加，体内水分缺失，易引起口渴，所以饮水量和饮水次数也随之增多。

◎ 体重减轻：糖尿病患者由于体内胰岛素分泌不足，糖分不能充分被利用，于是需要分解脂肪、蛋白质等非糖类物质来补充热量，导致糖尿病患者体内脂肪和蛋白质被大量消耗，进而出现体重减轻、身形消瘦的情况。

糖尿病的非典型征兆

糖尿病患者中大约有 60% 没有典型症状。这类患者早期并没有在意，等到发现自己患有糖尿病时，其实已经发病数年。所以，糖尿病患者即使没有出现"三多一少"症状，只要具有下列情况之一，也都应尽快到医院就诊。

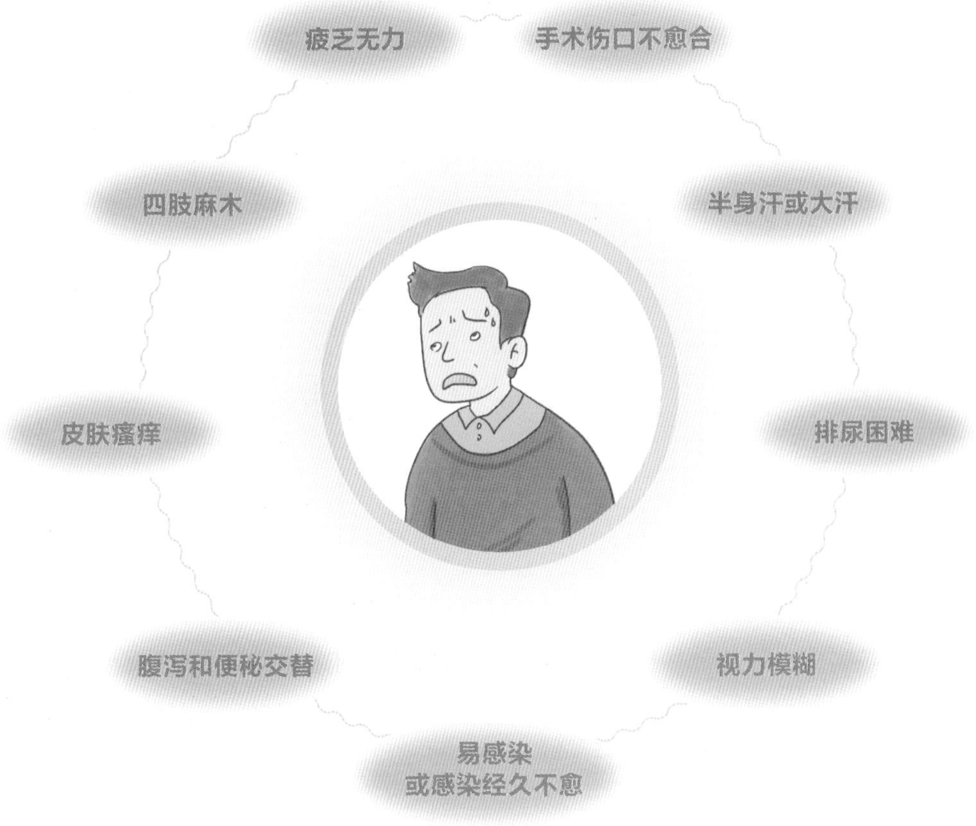

疲乏无力　　手术伤口不愈合

四肢麻木　　　　　半身汗或大汗

皮肤瘙痒　　　　　排尿困难

腹泻和便秘交替　　　视力模糊

易感染
或感染经久不愈

糖尿病的诊断

◎　具有典型症状，空腹血糖≥7.0mmol/L 或餐
后血糖≥11.1mmol/L 者，可以确诊为糖尿病。

◎　没有典型症状，仅空腹血糖≥7.0mmol/L 或
餐后血糖≥11.1mmol/L 者，应再重复测量一次。
仍达以上值者，可以确诊为糖尿病。

◎　没有典型症状，仅空腹血糖≥7.0mmol/L 或

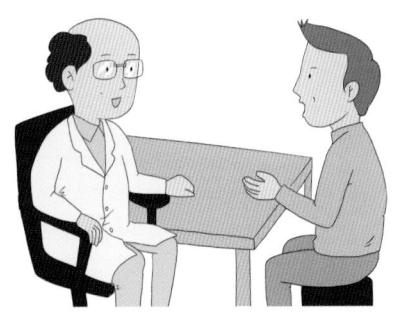

餐后血糖≥11.1mmol/L，糖耐量实验 2 小时血糖≥11.1mmol/L 者，可以确诊为糖尿病。

易发糖尿病的 11 类人群

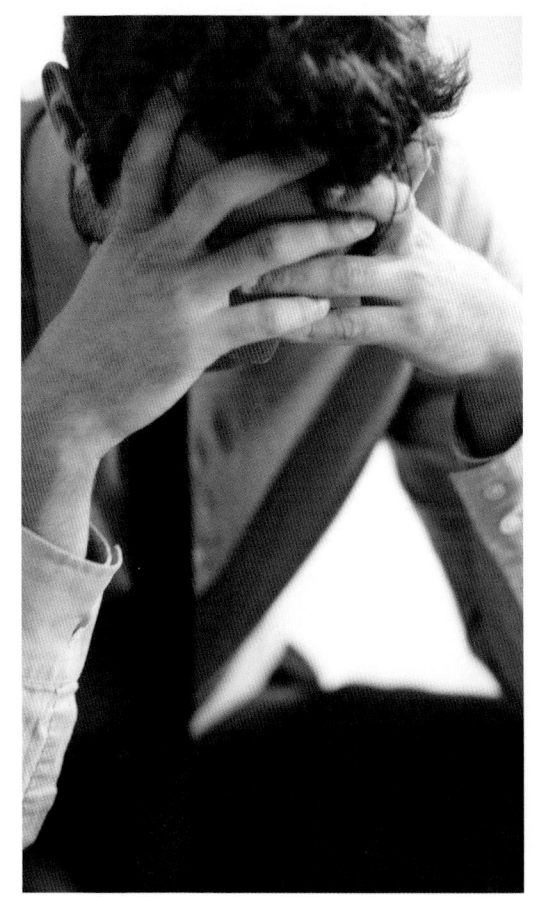

随着现代社会物质生活水平的不断提高，人口老龄化及肥胖率的增加，糖尿病的发病率逐年上升，发病人群也逐渐扩大。下面列举 11 类易患糖尿病的高危人群，予以警示。

◎ 过去曾经有过血糖不正常，高出正常值范围，医学上称为有"糖调节异常"或"糖耐量受损"病史的人群。

◎ 以往怀孕时曾有过血糖升高或生育巨大儿（体重 4kg 以上）的女性。

◎ 已经患有高血压、血脂异常或早发冠心病者。

◎ 长期使用一些影响糖代谢药物者，如糖皮质激素、利尿剂等。

◎ 吸烟、体力活动少、生活压力大和精神持续紧张者。

◎ 有糖尿病家族史者，也就是父母一方、兄弟姐妹或其他亲属有糖尿病病史的，这些人患糖尿病的概率是没有糖尿病家族史的 2 倍以上。

◎ 肥胖。有两种情况值得关注，一是在短时间内体重迅速增加的肥胖，二是内脏型肥胖，即中心性肥胖或腹型肥胖。男性腰围≥ 85cm、女性腰围≥ 80cm 就属于腹型肥胖。

◎ 高血压（血压≥ 140/90mmHg）或正在接受降压治疗患者，血脂异常或正在接受调脂治疗患者，脂肪肝、高尿酸血症患者。

◎ 年龄≥ 45 岁者，糖尿病发病率随着年龄而明显增长，至 60 岁达高峰。

◎ 出生时体重低或婴儿期体重比一般小孩轻的人。

◎ 严重精神病和长期接受抗抑郁症药物治疗的患者。

改变饮食和生活习惯
是降低血糖的关键

改变饮食和生活习惯是治疗糖尿病的先决条件，也是糖尿病治疗过程中最重要的一环，适用于各型糖尿病患者。医疗实践中发现，有些糖尿病患者是因为饮食和生活习惯不好，使药物不能发挥应有的疗效，最终导致血糖控制不理想，甚至出现并发症。所以，健康的饮食和生活习惯不仅是优质生活的保障，也是糖尿病患者降低血糖值的关键。

健康的饮食和生活习惯

推荐的饮食和生活习惯	推荐理由
细嚼慢咽	狼吞虎咽、风卷残云般地进食，在饱腹感出现之前摄入过多的热量，影响血糖值
少吃动物性脂肪	摄入过多动物性脂肪造成胰岛素分泌不足，胆固醇的增加加快动脉粥样硬化的进程
一日三餐，每餐吃八分饱	一日三餐吃太多增加胰岛素的需求量，还会导致肥胖，影响胰岛素分泌
晚上九点后不吃东西	夜宵是肥胖的罪魁祸首，晚上九点后进食影响血糖水平
不要过多地摄取糖制品和零食	糖制品和零食都加速血糖的升高，不利于血糖稳定
在外就餐选择低热量食物	一般餐馆的食物热量高、油脂含量多，常在外就餐营养不均衡，不利于糖尿病患者控制血糖
预防感冒	感冒会影响血糖的稳定，甚至可能诱发糖尿病的急性并发症
戒烟	糖尿病患者本身抵抗力差，易发生各种感染，且感染后不易控制，而吸烟会减弱呼吸道内的屏障功能，引起呼吸道感染，从而增加了糖尿病患者的感染风险
戒酒	糖尿病患者如果喝了大量的烈性酒，特别在晚上空腹喝酒，酒精抑制了糖原异生反应，从而也就抑制了血糖自动调节的机制，就会产生严重的低血糖
养成运动的习惯	运动可促进肌肉组织血液循环，提高肌肉细胞胰岛素受体数量，加强葡萄糖在受体作用点的运转，使得更多的胰岛素到达肌肉细胞，更好地调控血糖
不累积压力	过度的学习和工作均会使人产生紧张情绪，人长期处于精神紧张和高压力的状态下，会使糖尿病加重

二

饮食调理篇

计算每日所需热量，
合理安排一日饮食

控制血糖就要合理控制每日的总热量，然后合理地分配一日三餐，以达到和维持理想体重的效果。

计算每日所需的热量

如：以一位采矿工人为例，其身高175cm，体重86kg。

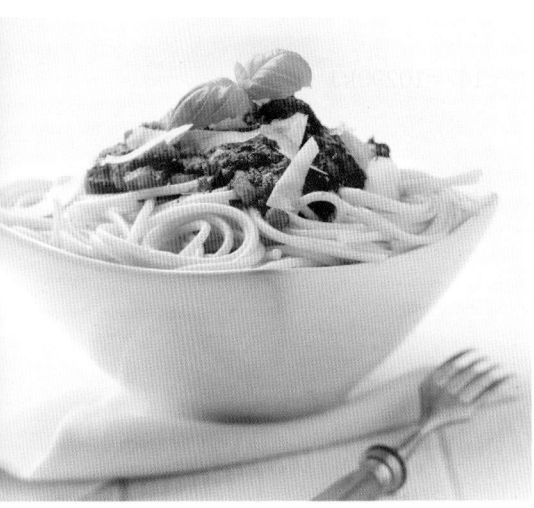

计算每日所需的热量，需要了解标准体重和每日每千克体重需要的热量。

● 标准体重

身高（cm）–105=175–105=70kg

● BMI

现有体重（kg）÷［身高（m）］^{2}=86÷（1.75）^{2}≈28.1

查询BMI的评定标准表得知，该采矿工人是肥胖族中的一员。

● 判断活动强度

采矿工人平时劳动强度较大，应是重体力劳动者（如果你不太确定自己的活动强度，可参考下表判断）。

体力劳动的分类

劳动强度	举例
轻体力劳动	以坐着为主的工作，如司机、办公室职员等
	以站着或少量走动为主的工作，如教师、售货员等
中等体力劳动	如学生的日常活动
重体力劳动	如体育运动，非机械化的装卸、伐木、采矿、砸石等劳动

成人糖尿病每千克体重热量供给标准表（kJ/kg）

劳动强度	身体消瘦	体重正常	身体肥胖
卧床休息	84 ~ 105	63 ~ 84	63
轻体力劳动	147	105	84 ~ 105
中等体力劳动	167	126	105
重体力劳动	167 ~ 188	167	147

根据上表，这位采矿工人从事的是重体力劳动，身体肥胖，那对应的每千克体重热量供给值是147kJ。

● 每日所需总热量

标准体重 × 每日每千克体重所需的热量 =70×147=10290kJ

确定自己一日三餐吃多少

根据医生的建议，该采矿工人的一日三餐可按照1/5、2/5、2/5的比例分配。

早餐的热量 =10290×1/5=2058kJ

午餐的热量 =10290×2/5=4116kJ

晚餐的热量 =10290×2/5=4116kJ

当然，每个人的饮食习惯不同，其早、午、晚三餐的热量配比也可各占总热量的1/3。如果有加餐，应该在上一餐的热量总数中减去加餐所产生的热量，这样能防止一次性进食过多而加重胰岛分泌的负担，出现餐后血糖过高。同时，还能防止进食量过少，出现低血糖。

一日三餐要规律，
加餐要合理

糖尿病患者应尽量保持血糖的平稳，避免较大波动，尤其是使用降糖药物和胰岛素的患者，降糖不可过于着急。为了降糖而盲目节食或直接不吃都是不可取的。不规律的饮食不利于医生调整药物的剂量，还会引起低血糖的发生。从糖尿病营养治疗的原则上看，降糖关键是所摄取食物的总热量不能超标，而且饮食中三大营养素应均衡分配到一日三餐中。糖尿病患者的饮食最好定时、定量。

规律的一日三餐

早餐
6:30 ~ 8:30

原则： 一定要吃。

以清淡为主，兼顾营养均衡。

起床 20 ~ 30 分钟后再吃，在此之前可进行餐前准备活动。

禁忌： 禁食所有糕点、奶油制品、加工饮料、熟肉制品、餐馆食堂的饭菜。

午餐
11:30 ~ 13:30

原则： 低糖、低胆固醇。

尽量选择蒸、煮、凉拌、炖的烹调方式。

禁忌： 暴饮暴食、过量进餐。

晚餐
18:00 ~ 20:00

原则： 选择补充以蛋白质为主，低脂肪的菜品。

餐后尽量走走，增加运动量。

在晚上 8 点前结束晚餐。

餐后至少过 2 ~ 3 小时再就寝。

禁忌： 不要吃夜宵，更忌摄入甜食。

如何加餐

对于糖尿病患者来说，一日三餐不一定是好的选择。在摄入的总热量不变的前提下，适当地加餐更有利于血糖的控制。

◎ 加餐时间最好在 9 ~ 10 点、15 ~ 16 点和睡前 2 小时以上。

◎ 加餐时要注意摄入的总热量，要有意识地在三餐中减去适当的热量，以保持摄入的总热量不变。

◎ 除已发生低血糖外，糖尿病患者其余的加餐都应尽量选择低 GI（食物血糖生成指数）的食物，如牛奶、豆浆、西红柿、柠檬等。

◎ 当出现心悸、手抖、多汗、饥饿等低血糖症状时，不必恪守进餐时间，应立即进食一块糖或 50g 馒头以缓解症状。

◎ 一定要按计划、规律地用餐。如果不规律进食，会导致血糖水平不稳定。

进餐时最好是先吃菜，最后才吃饭

饮食疗法在糖尿病治疗中占有重要地位。正确的进餐顺序也能帮助"糖友"控制进食量，从而避免餐后血糖波动过大。研究表明先吃菜再吃饭的进餐顺序对于血糖的控制要优于先吃饭后吃菜的进餐顺序。

糖尿病患者应选择的进餐顺序为：汤—青菜—饭—肉—半小时后水果。

1 汤

汤菜最好在进餐开始阶段食用。充足的水分不仅可以马上使胃获得满足，也能防止进食速度过快。

2 青菜

青菜中富含的膳食纤维，是不能被人体内源性消化酶消化吸收的，其不仅能降低血糖、修复胰岛功能，还有助于增强饱腹感，减少进食量。

3 米饭

米饭主要含糖类，是使血糖升高的主要食物。但经过前面进食的汤和青菜，已有一定的饱腹感，可帮助减少米饭摄入量。

5 水果

用完餐半小时后，进食少量水果，可起到促进营养吸收，加快糖代谢的作用。但只能进食低 GI 的水果，且不宜榨成果汁饮用。

4 肉类

吃了蔬菜和米饭，摄入的肉类自然就会减少，从而很好地控制了脂肪和胆固醇的摄入。

值得注意的是，这种进餐顺序只是就一般情况而言。若餐前进行了强度较大的运动，血糖已经处在较低水平，就应该先适量食用主食，以免发生低血糖。

多吃低 GI 食物，少吃高 GI 食物

什么是 GI

所谓 GI，即食物血糖生成指数，简称升糖值，是指含 50g 糖类的食物与相当量的葡萄糖在一定时间内（一般为 2 小时）引起体内血糖反应水平的百分比值。它反映了食

物与葡萄糖相比，升高血糖的速度和能力，是衡量食物引起餐后血糖反应的一项指标。

营养学家将葡萄糖的血糖生成指数定为 100，将含糖类的食物的升糖值分为 3 个等级：低 GI 食物升糖指数在 55% 以下；中 GI 的食物升糖指数在 55% ～ 70%；高 GI 食物升糖指数应大于 70%。

影响 GI 的主要因素：

◎　与食物的种类有关。糖类含量高的食物一般升糖值偏高，如谷类高于豆类，根茎类蔬菜则高于叶类蔬菜。

◎　与膳食纤维的含量有关。膳食纤维含量越多，GI 越低。

◎　与加工方式有关。食物碾磨得越细，或加工时间越长，糊化程度越高，GI 就越高，反之越低。如白米粥的 GI 明显要高于白米饭的 GI。

糖尿病患者宜吃的低 GI 食物

糖尿病患者应该尽可能选择低 GI 的食物。因为高 GI 的食物进入胃肠道后消化快，会使血液中的糖分迅速升高，而低 GI 食物在胃肠道中的停留时间长，吸收率低，糖分释放缓慢，血糖升高的速度也较慢。此外，如果长期吃低血糖指数食品，可减轻胰岛 β 细胞的工作负荷，从而避免高糖毒性和胰高血糖素血症对机体的各器官组织细胞的损害。

养成低 GI 的饮食习惯，不仅适用于糖尿病患者，也适用于糖耐量减低的人群，甚至对健康人也有意义。因为低 GI 饮食，在降低低密度脂蛋白胆固醇的同时，还可防止动脉粥样硬化、高血压和结肠癌等。

一些常见的低 GI 的食物有蔬菜类中的菠菜、花菜、茄子、苦瓜、黄瓜、豆芽、白萝卜、四季豆、西红柿、洋葱等；奶蛋类中的鲜奶、鸡蛋等；豆制品中的豆腐；坚果中的腰果、杏仁、花生等；水果类中的樱桃、苹果、猕猴桃、橙子、木瓜、草莓等。

蛋白质和脂肪
摄取都要适量

蛋白质与脂肪都可以通过糖异生升高血糖，为机体供能。另外，蛋白质是组成人体一切细胞、组织的重要成分，机体所有重要的组成部分都需要有蛋白质的参与；脂类也是组成生物体的重要成分，如磷脂是构成生物膜的重要成分。所以，蛋白质和脂肪的摄入合理，才能维持糖尿病患者的正常生理活动。

糖尿病患者膳食中蛋白质的供给应充足。有的患者怕多吃蛋白质而增加肾脏的负担。其实，当肾功能正常时，糖尿病患者膳食中的蛋白质摄入量应接近正常人；当糖尿病患者合并肾脏疾病时，由于高蛋白质饮食可加重肾小球病变，应在营养医生的指导下合理安排每日膳食的蛋白质摄入量；儿童糖尿病患者蛋白质的需要量为每千克体重 2 ~ 3g；妊娠 4 个月后的糖尿病孕妇，每日应比健康成人多摄入 15 ~ 25g 蛋白质。

采用低脂饮食

用饮食辅助治疗糖尿病的关键在于减少脂肪的摄入。血液中脂肪过多，胰岛素的分泌量不仅降低，而且作用也会减弱，以致不能将糖分运输到细胞中。持续高血糖状态，使病情更加难以控制。因此，糖尿病患者应控制脂肪的摄入量，采用低脂饮食，并减少富含饱和脂肪酸的动物性食物摄入。

糖尿病患者每日脂肪的摄入量应低于总热量的 30%，最好以多不饱和脂肪酸取代容易堵塞动脉的饱和脂肪酸，用单不饱和脂肪酸或复合式糖类（豆类、蔬菜与谷类所含的淀粉）取代更佳。其中，多不饱和脂肪酸主要来源于奶制品、豆油、葵花籽油、核桃油和坚果类食物等；单不饱和脂肪酸主要来源于动植物脂肪。

膳食纤维、维生素及矿物质要适量补充

糖尿病与营养素的缺乏有很大的关联。合理地补充营养素有利于糖尿病患者控制血糖水平。另外，糖尿病的典型症状——多尿，会造成部分维生素及微量元素的流失。因此，糖尿病患者应该较常人更加积极地补充膳食纤维、维生素以及矿物质。

膳食纤维

调节血糖

膳食纤维摄入后，吸水膨胀呈胶状，能延缓食物中葡萄糖的吸收，降低胰岛素需求量，减轻胰岛细胞的负担，增进胰岛素与受体的结合，能起到降低餐后血糖的作用。

食物来源

膳食纤维一般在蔬菜、水果，以及全谷类、未加工的麸质、全麦制品、海藻类、豆类等食物中。

补给须知：在增加膳食纤维的摄入时，应补充足够的水。因为过量摄入膳食纤维会影响钙、铁、锌等元素的吸收，降低蛋白质的消化吸收率。

维生素

调节血糖

维生素 B_1 有维持正常糖代谢和神经传导的功能；维生素 C 可维持胰岛素的功能，促进组织对葡萄糖的利用；维生素 E 是一种天然的脂溶性抗氧化剂，也是自由基的清除剂，可保护胰岛细胞免受自由基的侵害。

食物来源

维生素 B_1 含量丰富的食物有谷类、豆类、酵母、硬壳果类、绿叶蔬菜等；维生素 C 含量丰富的有柑橘类水果、辣椒、西红柿、紫甘蓝等；维生素 E 主要来源为植物油、坚果等。

补给须知：维生素 B_1 在高温，特别是在高温碱性环境中非常容易被破坏，而在酸性环境中稳定性较好；为减少维生素 C 的损失，最好吃新鲜的蔬菜、水果；用含维生素 E 的植物油烹调，温度不宜过高，时间不宜过久。

矿物质

调节血糖

铬是葡萄糖耐量因子的主要组成部分，可促进细胞对葡萄糖的利用，促进糖原合成，降低血糖；锌能提高胰岛素原的转化率，升高血清中胰岛素的水平；钙能刺激胰岛 β 细胞的作用，刺激胰岛素正常分泌；镁参与将血糖转化为能量。

铬的最佳食物来源为肉类；富含锌的食物有鱼、海带、羊肉、豆类、牡蛎等；奶和奶制品是钙的主要来源，其吸收率也很高；绿叶蔬菜是镁的最佳来源。

食物来源

补给须知：含铬的食物不宜与含铁丰富的食物一起吃；进食富含锌的食物时同时吃含钙的食物有助于锌的吸收；含钙量丰富的食物不宜与含磷酸盐的食物一同吃；进食含镁的食物时应避免进食高脂食物。

吃水果要"算计"，糖分高的应慎食

水果的甜味明显，因而大多数糖尿病患者对水果避而远之。完全戒吃水果大可不必，因为水果中含有大量对糖尿病患者有益的维生素、纤维素和矿物质等。水果中含的糖分有葡萄糖、果糖和蔗糖，其中果糖在代谢时不需要胰岛素参加。所以，糖尿病患者在血糖已获控制后不必一概排斥水果。并且，水果中含糖量多寡不一，所以不可等同看待。

推荐选用

每100g果肉中含糖量少于10g的水果，包括西瓜、橙子、柚子、柠檬、桃子、李子、杏、枇杷、菠萝、草莓、樱桃等。此类水果每100g可提供84～168kJ的能量。

慎重选用

每100g果肉中含糖量为11～20g的水果，包括香蕉、石榴、甜瓜、苹果、梨、荔枝、芒果等。此类水果每100g可提供209～377kJ的能量。

不宜选用

每100g果肉中含糖量高于20g的水果，包括红枣、山楂，特别是红枣、蜜枣、柿饼、葡萄干、杏干、桂圆等干果及果脯应禁止食用。含糖量特别高的新鲜水果，如哈密瓜、冬枣、黄桃等也不宜食用。此类水果每100g提供的能量超过4185kJ。

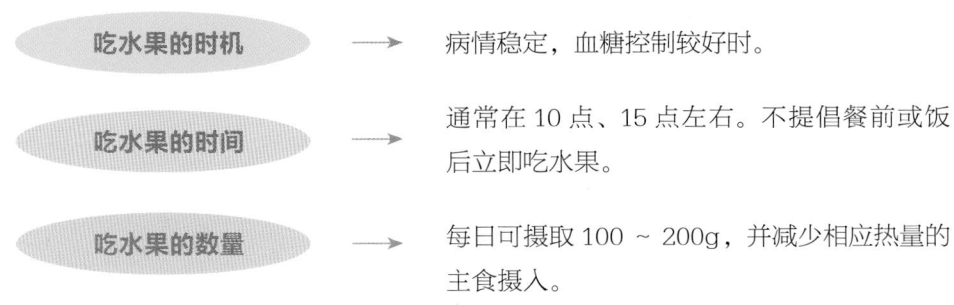

吃水果的时机	→	病情稳定，血糖控制较好时。
吃水果的时间	→	通常在 10 点、15 点左右。不提倡餐前或饭后立即吃水果。
吃水果的数量	→	每日可摄取 100 ~ 200g，并减少相应热量的主食摄入。

食物交换份，
高血糖饮食调理新观念

　　食物交换份是糖尿病饮食治疗的实用方法之一。通过食物交换份，糖尿病患者可以在合理控制饮食的前提下，丰富饮食品种。食物交换份是将食物按照来源、性质分成几大类，一交换份的同类食物在一定重量内所含的热量、糖类、蛋白质和脂肪相似。食物交换份类的每类食物所提供的热量约为 376kJ。食物交换份的应用可使糖尿病食谱的设计趋于简单化。

　　糖尿病患者想让自己的饮食变得有滋有味，其前提就是了解食物交换份表，以便对食物进行自由交换。

食物交换份表

食物类别	重量（g/ 每份）	热量（kJ）
谷类	25	约 376
奶类	160	约 376
肉类	50	约 376
蛋类	60	约 376
油脂类	10	约 376
蔬菜类	500	约 376
水果类	200	约 376
干豆类	25	约 376

专家推荐：
餐桌上的"降糖药"

下面向大家介绍降低血糖，防治糖尿病的营养元素，以及日常生活中有降糖功效又可以轻松摄取到的食材、常见的中药材，并通过特效降糖食谱，避免高血糖对心血管的侵害。

以下图表中营养素简称如下：

纤——膳食纤维，ω——ω-3脂肪酸，C——维生素C，B_1——维生素B_1，

E——维生素E，烟——烟酸

五谷类

玉米（纤）
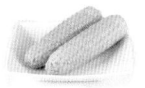
　　玉米富含膳食纤维，具有降低血糖、血脂以及改善葡萄糖耐量的功效。玉米中所含的镁有强化胰岛素功能的作用。

荞麦（纤、E）
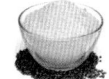
　　荞麦中所含的膳食纤维能减少糖类和脂肪的吸收，促进胃排空。荞麦中的芦丁还能促进胰岛素分泌，荞麦糖醇能调节胰岛素活性。

薏米（C）
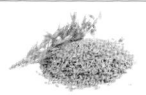
　　现代药理研究表明，薏米中含有的薏苡仁多糖和维生素C有显著的降糖作用，可抑制氧自由基 β 细胞膜的损伤及肾上腺素引起的糖异生。

莜麦（锌、镁）
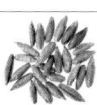
　　莜麦中含有锌、镁等元素，可促进胰岛素的形成和分泌。轻症糖尿病患者如果每日吃一次莜麦，不但血糖、尿糖能降低，而且自觉症状可减轻。

燕麦（纤）
　　燕麦中丰富的可溶性膳食纤维可阻止小肠对淀粉的吸收，使餐后血糖上升趋于缓和，胰岛素被合理利用，起到控制血糖和预防糖尿病的功效。

绿豆（低聚糖）
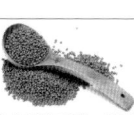
　　绿豆淀粉中含有的低聚糖对降低糖尿病患者的空腹血糖、餐后血糖都有一定的作用，而且其产生的热量很低，不会引起肥胖。

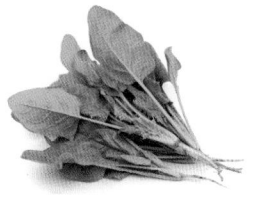

菠菜（纤）

　　菠菜中的膳食纤维含量很高，经常食用有利于调节糖尿病患者的糖和脂肪代谢。

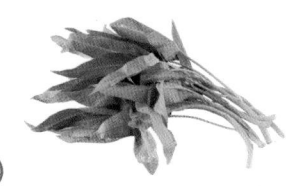

空心菜（纤）

　　空心菜中含有丰富的膳食纤维，可降低胰岛素的需要量，控制进食后糖的代谢速度。

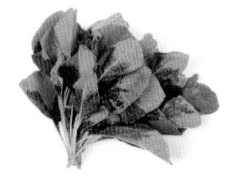

苋菜（镁）

　　苋菜中含有丰富的镁元素，能预防 2 型糖尿病和降低 1 型糖尿病患者患心脑血管疾病的危险。

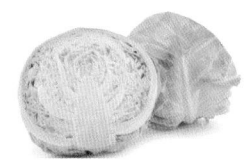

包菜（纤）

　　包菜属低热能食物，蛋白质、脂肪、淀粉的含量都很少。其富含的膳食纤维和果胶，能减少热量的摄入。

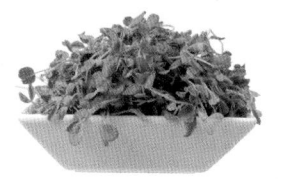

豌豆苗（铬）

　　豌豆苗含铬元素较多，有利于糖和脂肪的代谢，除能维持胰岛素的正常功能外，还能预防动脉粥样硬化。

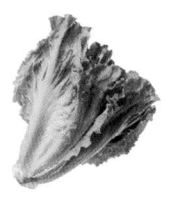

生菜（钙、纤）

　　生菜中富含钙、铁、钾等矿物质和膳食纤维，可降低血糖，减缓餐后血糖升高，防治糖尿病引起的并发症。

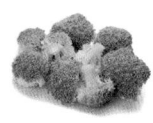

西蓝花（铬）

　　西蓝花含有丰富的微量元素铬，能帮助糖尿病患者提高胰岛素的敏感性，减少胰岛素的需要量。

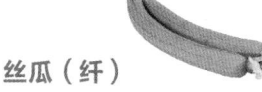

丝瓜（纤）

　　丝瓜含有丰富的膳食纤维，而且糖类、脂肪含量低，可辅助治疗糖尿病。

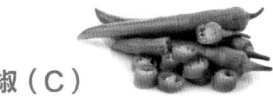

青椒（C）

　　青椒中维生素 C 含量十分丰富，能够清除对人体有害的自由基，增强胰岛功能，调节糖代谢。

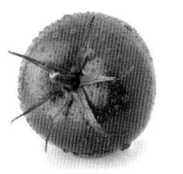

西红柿（番茄红素）

　　西红柿中含有大量的番茄红素，有很强的清除氧自由基和抗氧化作用，可减少对胰岛细胞及受体的损害。

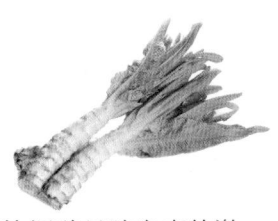

莴笋（烟、纤）

　　莴笋中含有的烟酸是胰岛素的激活剂，可改善糖的代谢功能。其膳食纤维含量很高，可减少进食量。

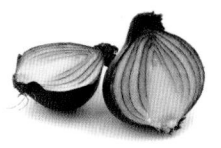

洋葱（槲皮素）

　　洋葱含有的槲皮素，能选择性地作用于胰岛 β 细胞，促进胰岛素分泌，恢复胰岛的代偿功能。

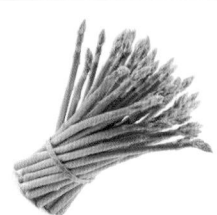

芦笋（芦丁）

　　芦笋所含的芦丁、香豆素等成分有降血糖作用，防治糖尿病并发症、缓解糖尿病症状效果明显。

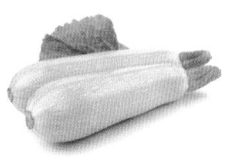

西葫芦（瓜氨酸）

　　西葫芦含有瓜氨酸、腺嘌呤、天冬氨酸、葫芦巴碱等物质，具有促进胰岛细胞分泌胰岛素的作用。

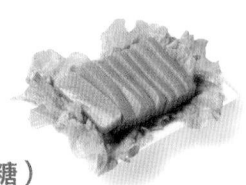

魔芋（葡甘露聚糖）

　　魔芋中的葡甘露聚糖能延缓葡萄糖的吸收，减轻胰腺的负担，使糖代谢处于良性循环。

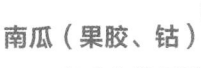

南瓜（果胶、钴）

　　南瓜中的果胶可延缓肠道对糖类的吸收，从而控制血糖升高。其所含的钴可以促进胰岛素分泌正常。

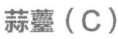

蒜薹（C）

　　蒜薹中的维生素 C，能减少氧自由基对胰岛 β 细胞的损害。其所含的硫醚化合物，具有降低血糖的作用。

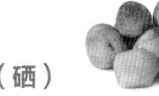

草菇（硒）

　　草菇能减慢人体对糖类的吸收，并且富含微量元素硒，糖尿病患者常吃可以防治动脉粥样硬化。

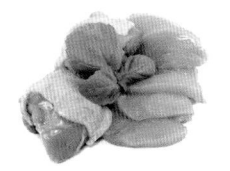

鸡肉（硒）

　　鸡肉中含有丰富的钾、磷、硒等元素，对防治糖尿病典型症状具有一定的食疗效果。

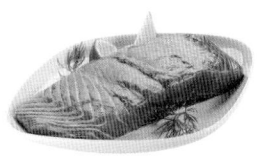

三文鱼（ω）

　　三文鱼中含有的 ω-3 脂肪酸能使细胞膜的活性增强，提高胰岛素受体的敏感性，加大血糖的消耗。

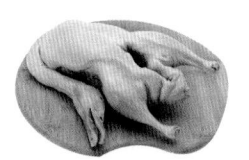

鸭肉（烟）

　　鸭肉中富含烟酸，它参与组织呼吸获得氧化过程和糖类无氧分解的过程，从而达到降低血糖的目的。

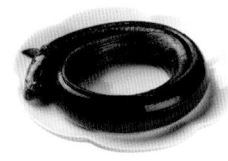

鳝鱼（鳝鱼素）

　　鳝鱼含有的特种物质"鳝鱼素"，能降低血糖和调节血糖，对糖尿病有较好的治疗作用。

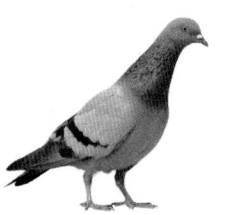

鸽肉（钙、镁）

　　鸽肉含有钙、镁等元素，骨内含有丰富的软骨素，可有效地改善血液循环，调节血糖。

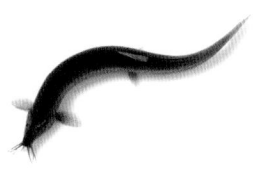

泥鳅（钙、磷）

　　泥鳅含有多种矿物质，不仅有助于降血糖，人体还能从中补充钙和磷，可有效地防治糖尿病酮症酸中毒。

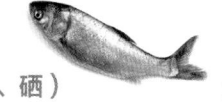

鲢鱼（镁、硒）

　　鲢鱼富含蛋白质、钙、磷、铁、镁、硒等营养成分，常食能促进胰岛素分泌，维持血糖平衡。

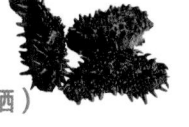

海参（钙、硒）

　　海参含有蛋白质、钙、铁、锌、硒等营养成分，能提高胰岛素原的转化率，升高血清中胰岛素的水平。

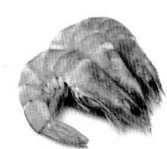

虾（镁）

　　虾中含有丰富的镁，它在糖类转化为能量的过程中扮演着重要的角色，对稳定血糖很有帮助。

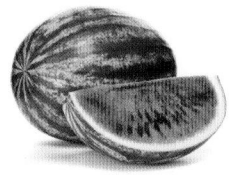

西瓜皮（C）

西瓜皮中含有丰富的维生素C，具有降糖的作用。西瓜皮还能增加血容量，提高血糖利用率。

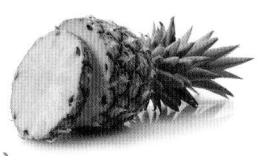

菠萝（果胶、纤）

菠萝的含糖量在10%以下，并且富含果胶，能调节胰岛素的分泌，具有降低血糖的作用。

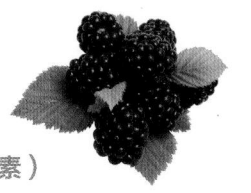

桑葚（芦丁、花青素）

桑葚中含有丰富的花青素，可保护胰岛β细胞。桑葚所含的芦丁能保护毛细血管，可防治糖尿病血管病变。

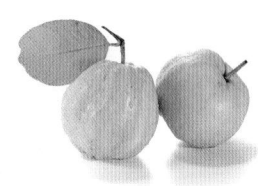

番石榴（铬）

番石榴含有铬元素，有改善糖尿病患者和糖耐量受损者葡萄糖耐量的作用，增强胰岛素敏感性。

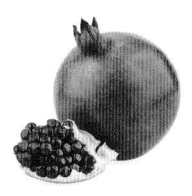

石榴（铬）

石榴中含有铬元素，它能提高糖尿病患者体内的葡萄糖容量，为糖尿病患者增加胰岛素分泌。

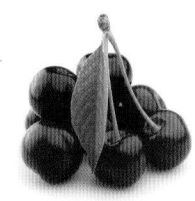

樱桃（花青素）

樱桃含有花青素，花青素能促进胰岛素的生成，增加体内胰岛素的含量，从而有效降低血糖。

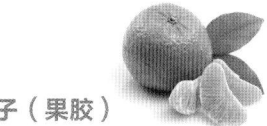

橘子（果胶）

橘子果肉中含有较多的果胶，在肠道内吸水后形成凝胶过滤系统，可抑制糖分的吸收，维持血糖的稳定。

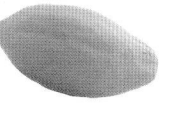

木瓜（C）

木瓜中维生素C的含量是苹果的48倍，还富含氨基酸，可有效保护糖尿病患者免受亚硝胺的损害。

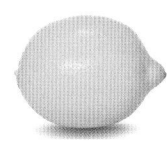

柠檬（C）

柠檬含有丰富的维生素C，能清除人体内多余的自由基，减少自由基对胰岛β细胞的损害。

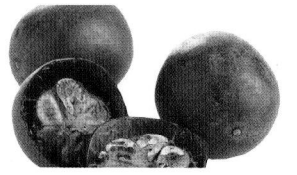

罗汉果

　　罗汉果中所含的可溶性膳食纤维能改善糖代谢，有利于糖尿病患者控制血糖水平。

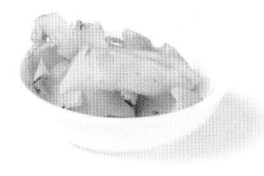

玉竹

　　玉竹含有铃兰甘等生物活性物质，可消除胰岛素抵抗、修复胰腺细胞，增加胰岛素的敏感性。

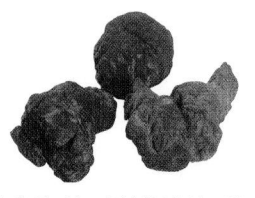

地黄

　　地黄中的多聚糖可以根据机体不同的糖代谢状态对血糖产生明显的调节作用。

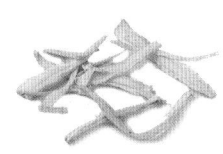

桔梗

　　桔梗含有桔梗皂，具有显著的降糖效果，还能抑制食物性血糖上升，提高血糖向肝糖原的转化。

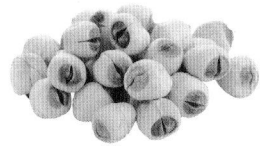

莲子

　　莲子含有莲子碱、莲子糖，在饮食中添加莲子，对于2型糖尿病患者控制典型症状有一定的临床意义。

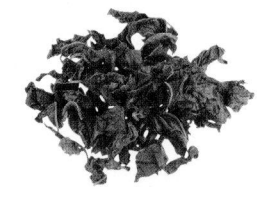

桑叶

　　桑叶中含有多种维生素和矿物质，对多种原因诱导的血糖升高均有降糖作用，还可促进葡萄糖转化为糖原。

石膏

　　生石膏具有促进唾液分泌的作用，能改善糖尿病患者的口渴症状。其具有类似酶的作用，能够降糖。

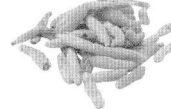

麦冬

　　麦冬既可养阴润肺，缓解血糖升高及环境燥热引起的内热，又能促进胰岛细胞功能恢复。

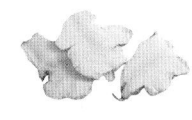

茯苓

　　茯苓中的多糖成分和不溶性膳食纤维能降低糖尿病患者空腹血糖的浓度，控制餐后血糖的代谢。

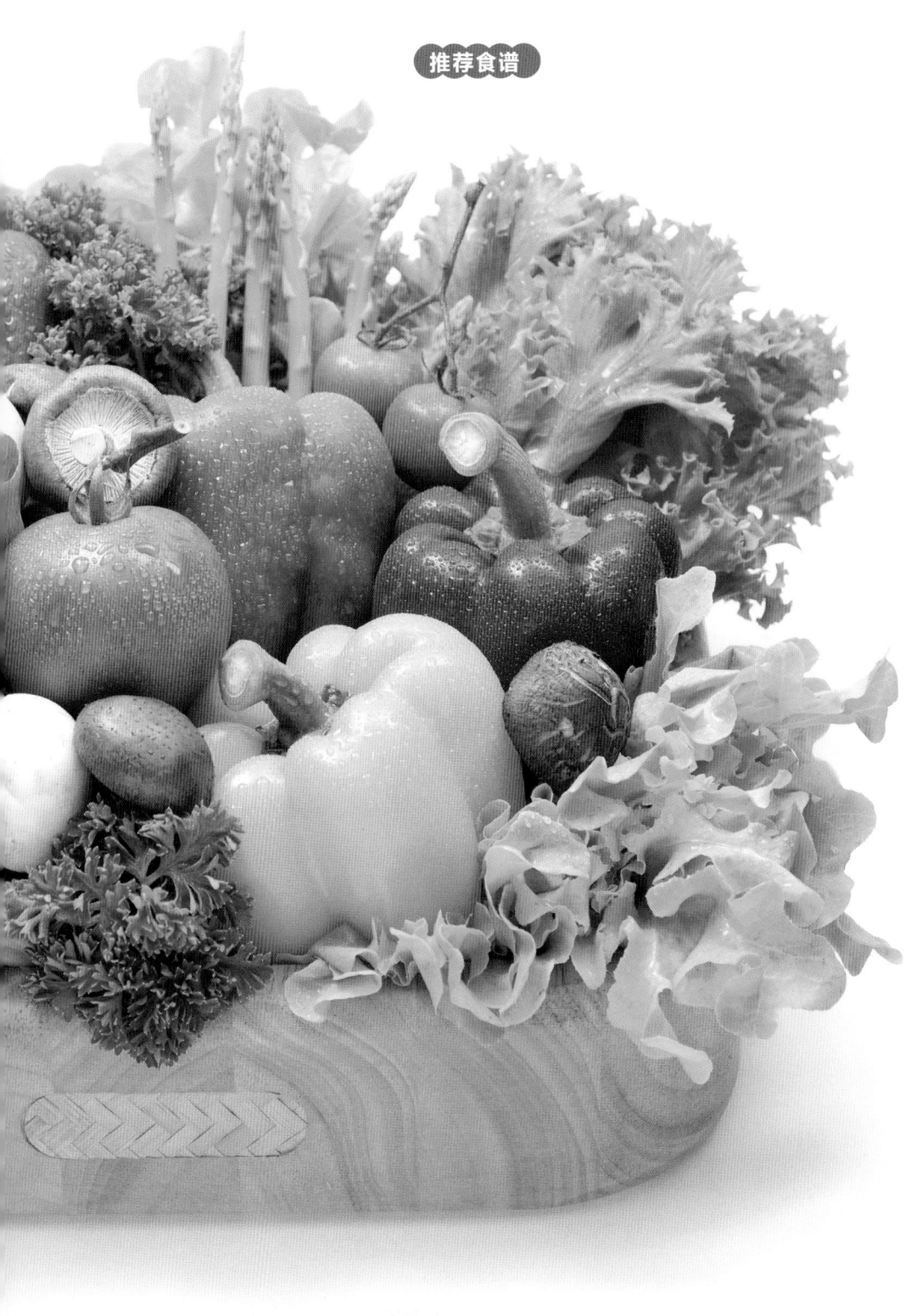

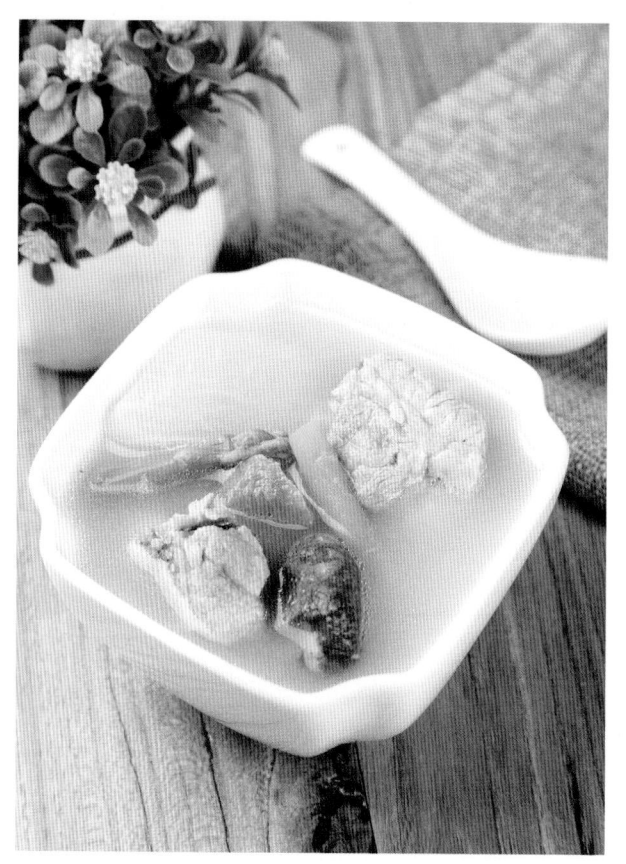

芦笋萝卜冬菇汤

原料

去皮白萝卜·········· 90g

去皮胡萝卜·········· 70g

水发冬菇·············· 75g

芦笋······················ 85g

排骨···················· 200g

调料

盐··························· 2g

鸡粉······················· 2g

做法

1. 洗净的白萝卜、胡萝卜分别切滚刀块。

2. 洗净的芦笋切段；洗好的冬菇去柄，切块。

3. 沸水锅中倒入洗净的排骨，焯烫一会儿至去除血水和脏污，捞出焯好的排骨，沥干水分，装盘待用。

4. 砂锅注水，倒入排骨，放入白萝卜块、胡萝卜块、冬菇块，搅拌均匀。

5. 加盖，用大火煮开后转小火续煮1小时至食材熟软；揭盖，倒入切好的芦笋，搅匀。

6. 加盖，续煮30分钟至食材熟透；揭盖，加入盐、鸡粉，搅匀调味。

7. 关火后盛出煮好的汤，装碗即可。

【 营养功效 】

　　这道芦笋萝卜冬菇汤中，芦笋通便、白萝卜清热、胡萝卜明目、香菇抗菌、排骨补虚，整道汤既鲜甜又有益于糖尿病患者预防便秘。

扫一扫看视频

鲜香菇烩丝瓜

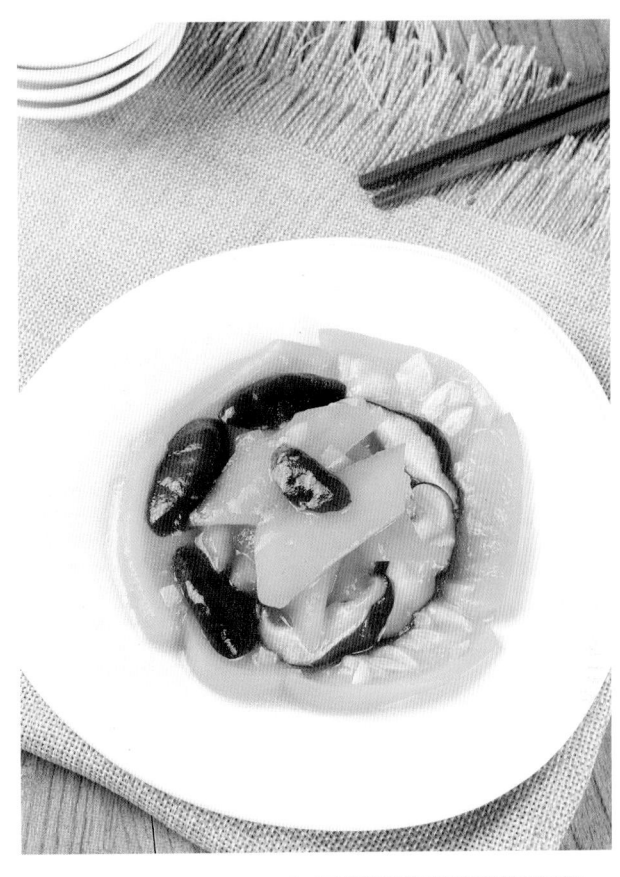

原料

丝瓜......................250g

香菇......................15g

调料

盐..........................1g

水淀粉..................5mL

芝麻油..................5mL

食用油..................适量

姜片......................少许

做法

1. 洗净的丝瓜切成两段，去皮，每段再对半切开，斜刀切成小段，改刀切片。

2. 备好的姜片切条，切粒；香菇洗净去柄，切片，待用。

3. 沸水锅中倒入切好的香菇片、丝瓜片，焯烫约 1 分钟至食材断生，捞出，沥干待用。

4. 用油起锅，放入切好的姜粒，爆香，倒入焯烫好的香菇片和丝瓜片，翻炒数下。

5. 注入清水至没过锅底，搅匀，加入盐，用水淀粉勾芡，淋入芝麻油，炒匀提香。

6. 关火后盛出菜肴，装盘即可。

【 营养功效 】

　　这道菜中用香菇和丝瓜搭配，增香之余，还可丰富营养。香菇含有多种氨基酸，经常食用可提高人体免疫力，并且两种食材的糖分低，可作为控制血糖的养生菜。

扫一扫看视频

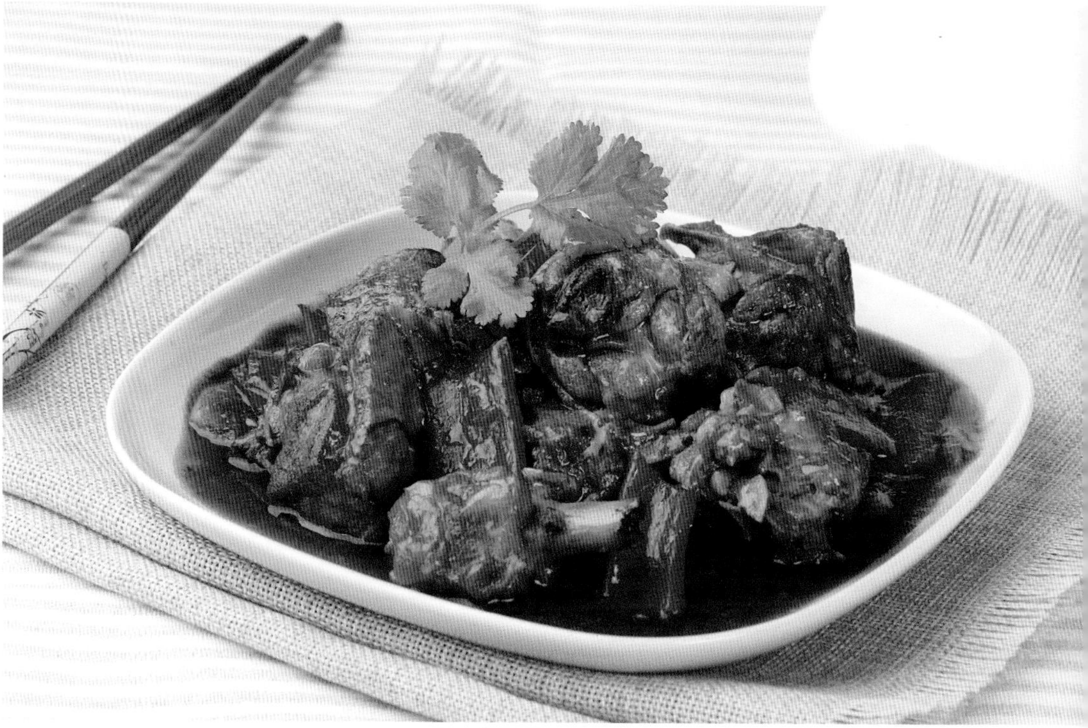

生焖鸭

原料

鸭肉块	270g
红椒	70g
豆瓣酱	30g

调料

盐	2g
鸡粉	2g
老抽	5mL
水淀粉	5mL
食用油	适量
香菜	少许
葱段	少许
姜片	少许
蒜头	40g

做法

1. 洗净的蒜头对半切开。

2. 洗净的红椒去柄，横刀切开，去籽，切块，待用。

3. 热锅注油烧热，倒入鸭肉块，炒拌，放入姜片、蒜头、豆瓣酱、葱段，爆香。

4. 注入适量的清水，撒上盐，拌匀，加盖，大火煮开后转小火焖30分钟。

5. 揭盖，倒入红椒，淋上老抽，加入鸡粉，炒匀入味，再用水淀粉勾芡，充分拌匀入味。

6. 关火后将鸭肉盛入盘中，摆上香菜即可。

【 营养功效 】

鸭肉含有硒、维生素 B_{12} 和牛磺酸等营养成分，其中牛磺酸可与胰岛素受体结合，促进细胞摄取和利用葡萄糖,降低血糖浓度,起到控制和稳定血糖的作用。

扫一扫看视频

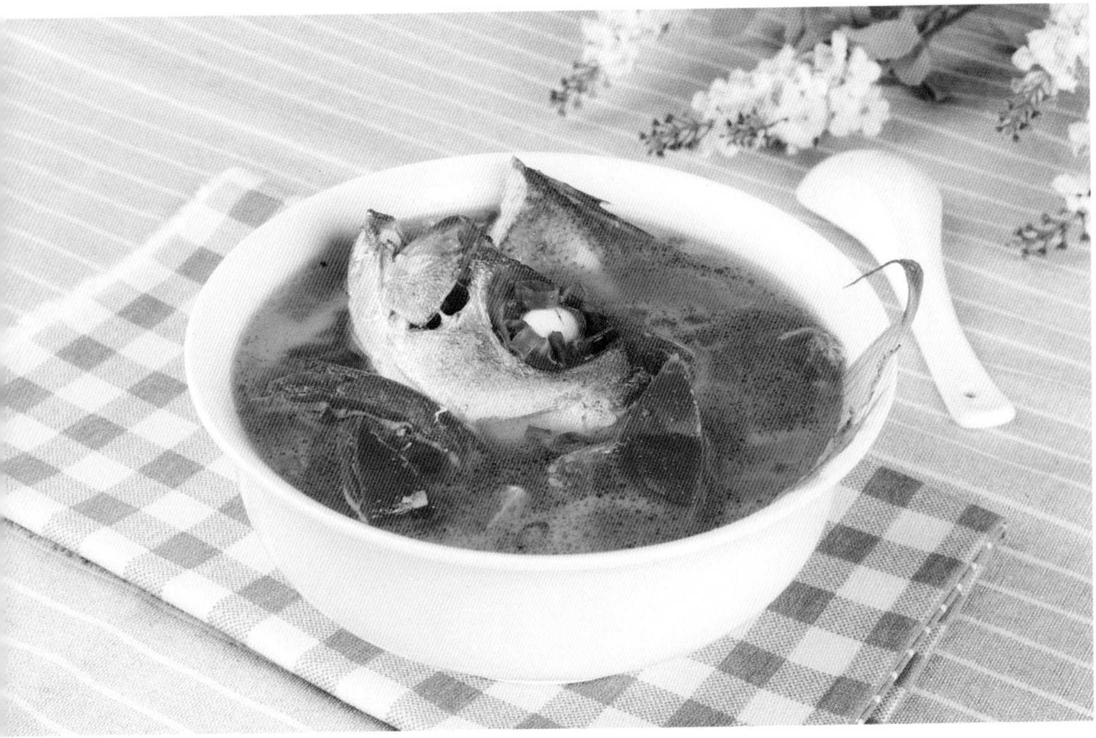

大眼鱼西红柿汤

原料

大眼鱼·················450g
西红柿·················150g

调料

盐·····················1g
鸡粉····················1g
胡椒粉··················1g
料酒·················5mL
食用油················适量
姜片·················少许
葱花·················少许

做法

1. 洗净的西红柿切开，去蒂，改切小瓣，待用。
2. 用油起锅，倒入姜片，爆香。
3. 放入洗好的大眼鱼，煎大约2分钟至两面微黄。
4. 加入料酒，注入清水至刚刚没过大眼鱼，加盖，用大火煮4分钟至大眼鱼熟透。
5. 揭盖，放入切好的西红柿，搅匀；加盖，稍煮2分钟至食材熟软。
6. 揭盖，加入盐、鸡粉和胡椒粉，搅匀调味。
7. 关火后盛出煮好的汤，装碗，撒上葱花即可。

【营养功效】

西红柿中维生素A、维生素C的比例合适，所以常食可增强小血管功能，预防血管老化，能防治糖尿病患者微血管病变。另外，西红柿还具有增强免疫力等功效。

扫一扫看视频

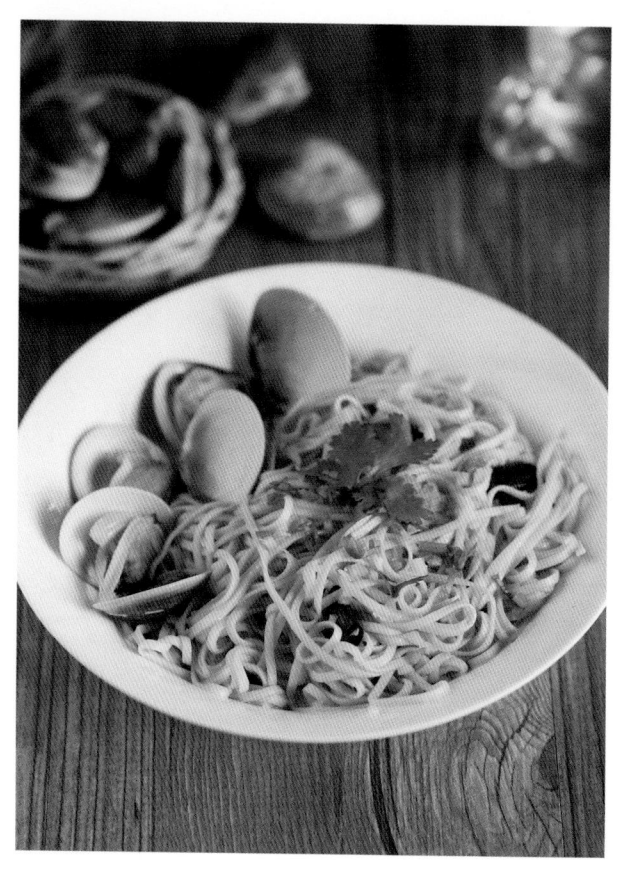

蛤蜊荞麦面

原 料

蛤蜊·····················200g

荞麦面·················130g

干辣椒·················100g

调料

盐·························· 3g

鸡粉····················· 2g

黑胡椒粉·············适量

蒜末·····················30g

姜末·····················30g

香草碎·················少许

做 法

1. 锅中注入适量的清水大火烧开。

2. 倒入荞麦面,搅匀,煮至软,将荞麦面捞出,沥干水分,待用。

3. 用油起锅,倒入干辣椒、姜末、蒜末,爆香,倒入备好的蛤蜊,注入少许清水。

4. 盖上盖,大火煮至蛤蜊开壳。

5. 掀开盖,倒入煮软的荞麦面,加入盐、鸡粉、黑胡椒粉,搅拌匀,煮至入味。

6. 将煮好的面条盛出装入盘中,摆上香菜碎即可。

【 营养功效 】

荞麦中的膳食纤维可延缓人体对葡萄糖的吸收,其所含的铬可加强胰岛功能,有效控制血糖。搭配杀菌效力强的大蒜一同食用,还能提高糖尿病患者的抗感染能力。

扫一扫看视频

扒酿海参

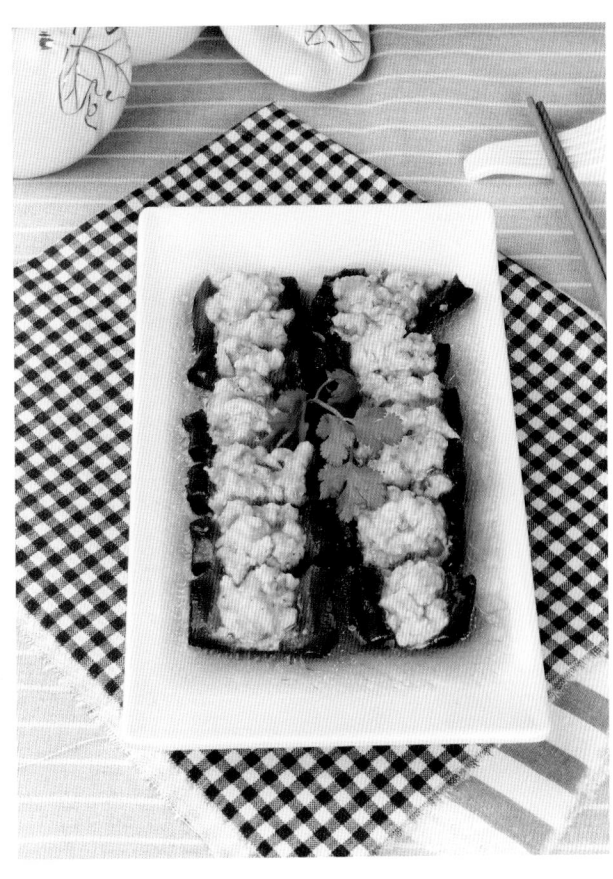

原料

海参·······250g

肉末·······100g

虾末·······50g

调料

盐·······4g

鸡粉·······1g

胡椒粉·······1g

料酒·······5mL

水淀粉·······5mL

食用油·······10mL

生粉·······40g

姜末·······少许

葱花·······少许

做法

1. 肉末装碗，倒入虾末，放入葱花和姜末，加入料酒、盐、胡椒粉、生粉，将材料拌匀，腌渍10分钟至入味。

2. 沸水锅中倒入海参，加入盐、料酒，焯烫1分钟至去除腥味和脏污；捞出海参，沥干水分，装盘，在焯烫好的海参中填入腌好的肉末，待用。

3. 电蒸锅注水烧开，放入肉酿海参，加盖，蒸20分钟至熟；揭盖，取出肉酿海参，切小段，装盘待用。

4. 锅置火上，倒入海参汁，注入少许清水，加入1g盐、1g鸡粉，用水淀粉勾芡，一边搅匀一边注入食用油，制成酱汁；关火后将酱汁淋到食材上即可。

【 营养功效 】

　　海参中的酸性黏多糖和海参皂苷是降低血糖的关键物质，这两种成分可以激活人体胰岛 β 细胞活性，抑制高浓度血糖。另外，海参还能调节人体内血脂水平，预防心血管病。

扫一扫看视频

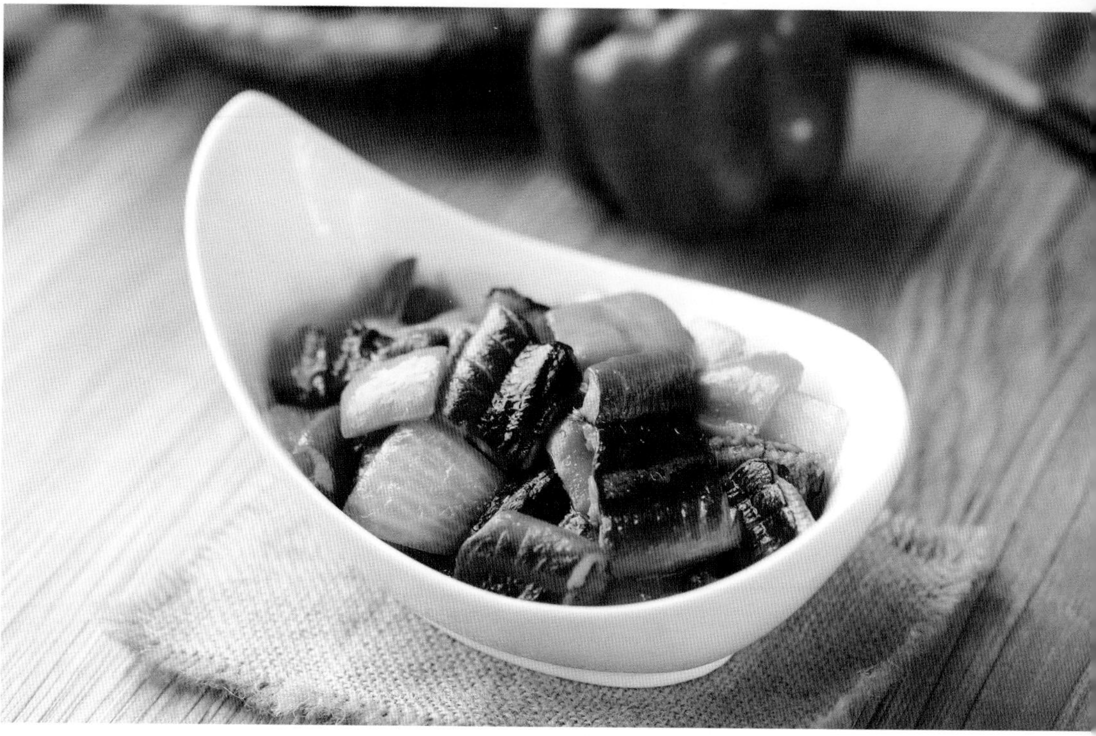

洋葱炒鳝鱼

原料

鳝鱼	200g
洋葱	100g
圆椒	55g

调料

盐	3g
料酒	16mL
生抽	10mL
水淀粉	9mL
芝麻油	3mL
鸡粉	适量
食用油	适量
姜片	少许
蒜末	少许
葱段	少许

做法

1. 去皮洗净的洋葱切成块；洗净的圆椒去籽切成块。
2. 处理好的鳝鱼切成小块，装入碗中，加入少许盐、料酒、水淀粉，拌匀，腌渍10分钟。
3. 锅中注水烧开，倒入鳝鱼，搅匀；捞出，沥干待用。
4. 炒锅中倒入适量食用油烧热，放入姜片、蒜末、葱段，爆香，倒入圆椒、洋葱、鳝鱼，炒匀。
5. 淋入料酒、生抽，加入适量盐、鸡粉，炒匀调味，倒入少许水淀粉，翻炒均匀。
6. 倒入少许芝麻油，翻炒出香味；盛出炒好的菜肴，装盘即可。

【 营养功效 】

洋葱可促进胰岛素分泌；鳝鱼能调节血糖、提高胰岛素受体敏感性。两者搭配食用可帮助糖尿病患者恢复胰岛的代偿功能。

扫一扫看视频

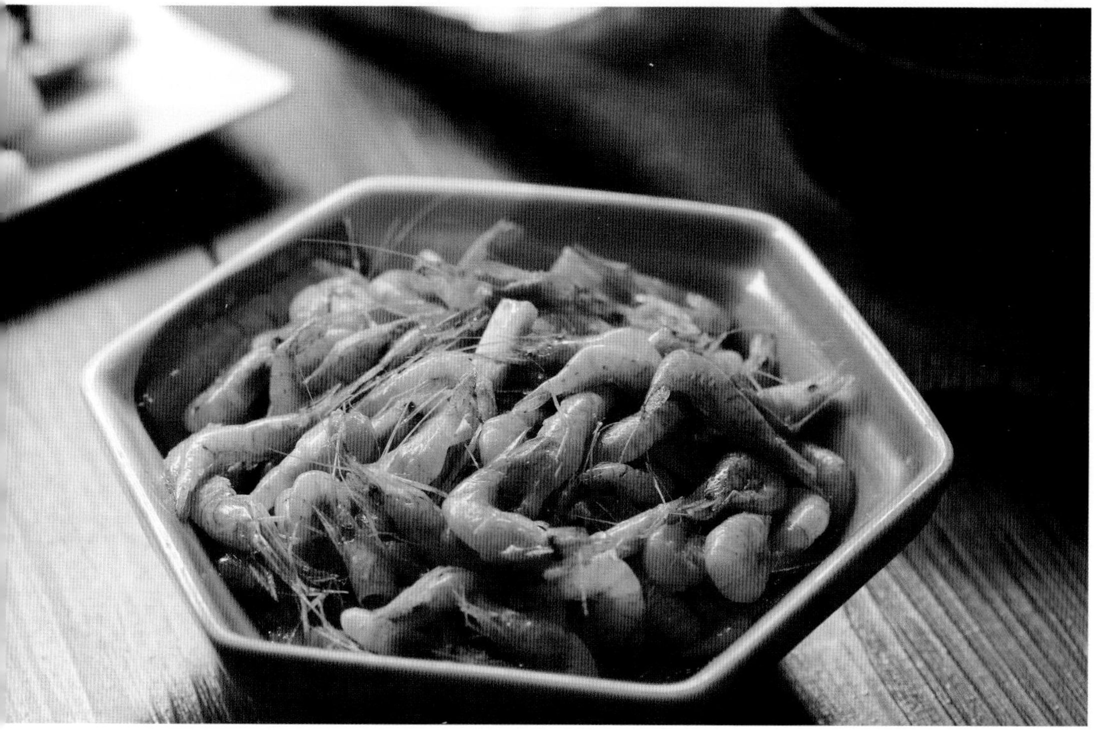

醉虾

原料

河虾......................200g

腐乳汁....................30g

调料

盐......................... 2g

生抽....................5mL

白醋....................5mL

芝麻油..................少许

料酒....................50mL

姜片..................适量

葱段..................适量

做法

1. 玻璃饭盒中倒入洗净的河虾，放入姜片和葱段。
2. 加入腐乳汁，倒入料酒，放入生抽。
3. 加入白醋，放入盐，加入芝麻油。
4. 将河虾拌均匀。
5. 盖上盖，浸泡10分钟至河虾"喝醉"且入味。
6. 揭开盖，将泡好的醉虾装盘即可。

【 营养功效 】

　　虾是高蛋白低脂肪的水产食品，含有丰富的蛋白质以及钾、钙、镁等元素，不仅具有补钙、保护心血管系统等作用，还能参与血糖调节，帮助糖尿病患者稳定血糖。

扫一扫看视频

生活调养篇

定期检查，
随时监测血糖

重视空腹血糖的监测

定期监测血糖对糖尿病的治疗有很大的辅助作用。国际糖尿病联盟把心理、饮食、运动、药物和监测定位为糖尿病治疗的五大要素，可见监测血糖的重要性。在血糖监测中，尤以空腹血糖的测量意义更大。

严格来讲，空腹血糖是指隔夜禁食 8 ～ 12 小时之后于次日早餐前所测的血糖（通常不超过早上 8 点），午餐和晚餐前的血糖不在此列。空腹血糖可以反映晚间用药是否可以控制血糖到次日早晨，它受到黎明现象与苏木杰反应的干扰。

引起空腹高血糖的原因表现在以下 3 个方面：

1 药量不足。睡前血糖高于空腹或与空腹血糖相差无几，原因是晚间口服降糖药或胰岛素用量不足或进食过多。

2 黎明现象。正常人在夜间零点以后，生长激素和糖皮质醇的分泌增加。这些激素有升高血糖的作用，但每个人在不同阶段产生的生长激素的多少不同，所以不是每个人都会发生。在凌晨 3 点加测血糖可发现血糖正常或偏高。

3 苏木杰反应。常发生在夜间，是由于用胰岛素过量后引起低血糖。机体为了调整血糖，便产生了大量升糖激素，使血糖升高。

采用药物控制血糖的患者，要经常性地测血糖，一方面可了解血糖的变化规律，另一方面可以观察降糖药是否发挥了作用，以此判断是否有必要增加或减少药量。采用胰岛素治疗和服用磺脲类口服降糖药的患者，容易发生低血糖。对这样的糖尿病患者，自我检测血糖的意义更大。血糖刚开始控制，或者说仅仅只需要调整饮食来控制血糖的患者，一般都在空腹测。当空腹血糖不错时，应该关注餐后血糖。

一日注射 2 次胰岛素的患者，最好增加检测的次数，一日可测 2 ～ 5 次，尤其是糖尿病患者正在调整降糖药或胰岛素的用量时。定期监测血糖频率，应该根据糖尿病患者的需求因人而异。

自我监测血糖，值得注意的一点是，把血糖的结果及时记录在纸上，就诊时带给医生看，无论对己还是对医生都有很大帮助。

预防和控制糖尿病并发症

有统计数据显示，我国仅有不到 1/3 的糖尿病患者能得到较好治疗。那么，大多数糖尿病患者都没有接受正规有效的治疗，存在滥用降糖药、胰岛素的情况，这样会导致血糖大幅度波动，甚至出现严重的并发症。

糖尿病并发症范围可遍布全身，从头到脚、从皮肤到器官，它们在不知不觉中逐步侵害患者的健康，如肾衰竭、神经组织变性受损、心脑血管病变、骨关节病变、性功能衰退等。随着病情的加重，患者将会提前丧失工作能力和生活自理能力，生活质量严重下降，严重者可能危及生命。因此，定期检查，是及早防治和控制糖尿病并发症的重要措施。

每三个月检查一次糖化血红蛋白

糖化血红蛋白是血红蛋白与糖类的结合产物，它与血糖的高低有着密不可分的关系。糖化血红蛋白是反映抽血前 2 ～ 3 个月的血糖控制好坏的指标。

每半年至一年检查一次生化全套指标

肝脏与能量代谢关系密切，糖尿病患者服用药物需要肝脏代谢，因此要定期检测肝功能。糖尿病患者较一般人群易发生动脉粥样硬化，这与脂质代谢异常密切相关。

每年检查一次尿微量清蛋白

做这项检查，是要监测糖尿病对肾脏的损害程度，是发现早期糖尿病和肾病的重要指标。如果尿微量清蛋白升高，则需遵肾内科专科医生的意见定期复诊。

每年检查一次眼底

血糖控制不好，糖尿病视网膜病变可逐渐恶化，视力在不知不觉中下降，因此要定期检查眼底。一旦发生眼底出血，病情逆转将很困难。

此外，糖尿病患者每年还须进行一次心脑血管及肢体动脉的相关检查，如心电图、脑血流图、血管超声等。

重视眼睛、牙齿
及足部保健，预防并发症

糖尿病患者若长期存在高血糖状态，还容易导致眼睛、牙齿、足部等的损害。所以，得了糖尿病，做好眼睛、牙齿以及足部的保健，是预防和控制糖尿病并发症的一个重要方面。

重视眼部并发症

糖尿病一般表现为血糖代谢异常，血糖异常增高。糖尿病的高血糖状态会损害视网膜血管，导致血管闭锁，视网膜组织缺氧，从而使视网膜出现微血管瘤、水肿、渗出、出血、新生血管以及玻璃体增殖性病变等一系列病理改变，称为糖尿病性视网膜病变。

● 糖尿病患者要警惕的眼部症状

糖尿病眼病之眼红：最常见的是急性结膜炎，多伴有分泌物增多、异物感、烧灼感等，但无明显的眼痛等刺激症状。其次为角膜炎，多伴有眼痛、畏光、流泪等刺激症状，并有视力下降的表现。

糖尿病眼病之眼痛：伴有明显的刺痛、眼红、畏光流泪者多是角膜炎；眼胀痛，并有同一侧头痛者，考虑青光眼；眼球转动痛并有视力下降者，视神经病变的概率较大。

糖尿病眼病之视力下降：青少年进行性视力下降多考虑屈光不正，验光配镜可确诊；老年人进行性视力下降。

糖尿病眼病之黑影飘动：老年人或高度近视眼患者，眼前飘动的黑影多为因玻璃体变性、出血、炎症等引起的玻璃体混浊；若发生在年轻人，多考虑生理性飞蚊症。

● 糖尿病并发视网膜病变的预防

预防糖尿病并发视网膜病变的关键是确诊糖尿病后应该及时做眼部的全面检查，尽量每年散瞳检查一次眼底。

2型糖尿病患者从被确诊起应每年检查一次，如感觉眼部有异常，则应缩短眼科随诊时间，每半年或3个月查一次。

1型糖尿病患者确诊后的5年内应做一次全面的眼底检查，5年后应每年检查一次。

要严格控制血糖和血压、降低血脂，尽量延缓糖尿病性视网膜病变的出现。

预防糖尿病并发牙周病

牙周病的病因比较复杂，通常认为是宿主的防御机制和细菌侵袭之间的动态平衡被破坏所致。糖尿病患者长期血糖控制不佳时，血液和口腔黏膜内的糖分增加。糖是病菌滋生的培养基，再加上糖尿病引发的糖和脂肪代谢紊乱可使糖尿病患者的免疫力下降，唾液分泌量减少，这就导致寄生在口腔中的细菌大量繁殖，进而形成牙菌斑及感染。此外，糖尿病患者口腔也比较容易沉积牙结石。牙菌斑以及牙结石是引发牙周炎的重要病因，因此糖尿病患者更容易发生牙周疾病。

因此，糖尿病患者要关注牙齿保健，通过以下措施预防牙周病的发生。

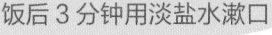
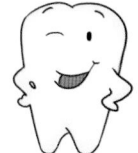

饭后3分钟用淡盐水漱口

早晚刷牙

刷牙方法要正确，忌用横刷法

控制血糖

定期到口腔科洗牙

预防糖尿病病足

足部是糖尿病这个多系统疾病的一个容易受损的部位。在高血糖状态下，糖蛋白含量增加，相继引起下肢血管基底膜增厚、红细胞变形能力降低、糖化血红蛋白升高，此三者均使下肢组织因供氧减少而受损伤。长此以往，下肢的小血管平滑肌细胞增生，增强血管收缩，同时引起血管内皮细胞功能不良，毛细血管基底膜增生，导致糖尿病性动脉粥样硬化，从而使血管管腔变窄，血管功能异常，血液黏滞度增高，血栓生成，引起组织细胞代谢障碍，造成低氧或无氧细胞坏死，糖尿病足坏疽逐渐形成。

血糖只有保持在正常范围，才能在根本上预防糖尿病病足的发生。控制血糖首先要"管住嘴"，其次是"迈开腿"。采用节制饮食、运动和口服降糖药（注射胰岛素）等措施。

至少每年去一次医院检查糖尿病病足并发症。

选一双舒适的鞋、袜

每日自我检查双脚

正确的足部卫生护理

坚持脚与腿部运动

预防感染

合理的运动，
能有效降糖

糖尿病患者，盲目运动有危险

运动锻炼是糖尿病患者控制血糖水平的一个重要措施。但是，糖尿病患者运动要视情况而定，盲目地运动不但不能达到预期效果，反而会影响身体健康。

盲目运动表现一：长时间运动

◎ 错误观点：一张一弛文武之道，集中运动更有效。

◎ 专家解答：过长时间的运动会使糖尿病患者发生低血糖的概率增加。同时，长时间运动时，人体的蛋白质分解，使机体免疫力下降，患者发生感染的概率也会增加。所以，糖尿病患者不适合长时间运动。

盲目运动表现二：无规律无节奏

◎ 错误观点：相信身体需要，想起来了才运动。

◎ 专家解答：运动对降低血糖有帮助，但是，没有规律地运动只会在表面上有效果，比如，只降低餐后血糖。而规律地运动则可以增加胰岛素敏感性，改善胰岛素抵抗，有助于降低血糖，降低糖化血红蛋白。

盲目运动表现三：空腹运动

◎ 错误观点：运动别吃饭，吃饭别运动。

◎ 专家解答：糖尿病患者不适宜选择空腹锻炼，尤其是早晨。因为早晨起床时，人体已经 7 ~ 8 小时没有进食，血糖处于一天中的最低水平，这时候进行运动，会导致血糖更低。糖尿病患者本身对血糖比较敏感，此时运动更容易发生低血糖。

盲目运动表现四：强度过大

◎ 错误观点：血糖要降得快，运动强度越大越有效。

◎ 专家解答：从运动强度对比来看，高强度下的剧烈运动，机体处于缺氧状态，无氧代谢会产生大量酸性产物，从而导致酸碱平衡失调。另外，高强度或剧烈运动时，会同时使氧化脂肪分泌增加，氧化应激程度加重，从而加重并发症。

在控制饮食的基础上运动，降糖效果更好

运动疗法是治疗糖尿病的"五驾马车"之一，在糖尿病整体治疗中占有重要地位。但是，在糖尿病等一些生活方式病上，控制饮食反倒是凌驾于运动之

先的最基础的治疗。所谓"凌驾"，不是替代，不是说不运动也能降糖，而是强调饮食治疗的普适性。科学安排一日三餐，避免过分依赖运动降糖，而忽略饮食调养的片面做法。

对1型糖尿病患者，在控制总热量、食物成分，以及规则的餐次安排基础上，配合胰岛素治疗有利于控制高血糖和防止低血糖的发生。对2型糖尿病患者，尤其是肥胖或超重患者，饮食治疗有利于减轻体重、改善高血糖、脂代谢紊乱和高血压，以及减少降血糖药物剂量。此外，各种富含可溶性食用纤维的食品可延缓食物吸收，降低餐后血糖高峰，有利于改善血糖、血脂代谢紊乱，并促进胃肠蠕动，防止便秘。

而运动过程是一个耗能的过程，其能量来源于血中游离脂肪酸和葡萄糖，而血中营养成分的摄入来自于饮食。运动本身造成的循环、内分泌以及其他各系统的一系列生理变化也会对机体产生诸多有益的影响。运动不但可提高胰岛素的敏感性、降低血糖，还可改善脂类代谢。运动治疗，应根据年龄、性别、体力、病情及有无并发症等不同情况，循序渐进，长期坚持。

因此，在控制饮食的基础上运动，血糖控制的效果更好。

科学合理地安排运动

糖尿病患者合理地运动需注意下列几方面。

◎ 运动时机：糖尿病患者运动的最佳时间，应在进食完半小时后进行，避免空腹或者注射胰岛素60～90分钟内运动，以免引起低血糖。

◎ 运动时间：每次运动应在30～40分钟，其间包括5～10分钟的准备活动，20分钟以上的运动，5～10分钟的放松活动。准备活动和放松活动是必须的，其目的是使身体逐渐适应运动和静止状态，避免骨骼、韧带、肌肉受伤，使内脏器官恢复正常状态。

◎ 运动频率：高血糖患者参加运动贵在坚持，每星期至少运动3次。因为运动次数太少，除了无法改善心脏功能和肺活量外，也不能促进胰岛素在体内的生理作用。因为胰岛素对运动的敏感性只能维持2～3日，所以每星期运动3～4次才有效果。

◎ 运动强度：中等强度的运动能使葡萄糖利用率以及胰岛素敏感性增加，从而达到降低血糖的目的。一般以每次运动30～60分钟，运动后微出汗，有轻度疲劳感但不气喘吁吁为宜。

◎ 运动方式：健走是医学专家首推的治疗高血糖的方法。此外，老年患者最好选择太极拳、散步等运动量较低的活动；中年患者可进行游泳、自行车、乒乓球、羽毛球及登山等项目；体重较重或合并有膝关节炎者，最好选择游泳。

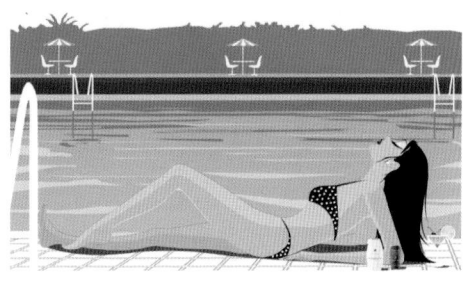

糖尿病患者便秘，
一定要提高警惕

便秘正成为糖尿病患者最常见的并发症之一，66% 以上的糖尿病患者会发生中重度便秘。便秘不仅可引起糖尿病患者腹痛、腹胀、食欲不佳、烦躁焦虑等，还可能加重糖尿病患者血糖的不稳定。此外，一旦糖尿病患者发生便秘，又合并心脑血管病时，用力排便还可引起血管破裂、猝死，肠破裂穿孔等严重并发症。因此，糖尿病患者要倍加重视便秘的防治。

具体而言，可以从以下几个方面入手，预防便秘的发生。

① 养成良好的排便习惯

平时如有便意时不要忍耐和克制，养成定时排便的习惯。在清晨起床后无论有无便意，都应集中注意力，反复做几次排便动作，且在模拟排便过程中可将双手压在腹部，做咳嗽动作，以增加腹压，促进排便。

② 注意搭配饮食，多饮水

根据自己的标准体重计算每日摄入的总热量，增加食物的种类和搭配方式，多食富含纤维素的食物以增加肠蠕动。忌食辛辣、燥热的食物，如辣椒、胡椒等；少吃荤腥厚味食物。鼓励多饮水，保证每日饮水 2000mL 以上。

③ 适当活动

定期进行适量有氧运动，如做操、散步、慢跑、打太极拳、练气功等。卧床患者应进行腹部按摩。仰卧，全身放松，可主动或被动操作，将一手掌放在肚脐正上方，用指腹从右至左沿结肠走向按摩，以促进肠蠕动，促进排便。

④ 保持乐观心态

有些老年患者在发生便秘后容易出现紧张、忧郁、焦虑等情绪，使便秘更加严重。保持乐观、豁达的心态，对降糖和通便均有益。

⑤ 自我缩肛疗法

糖尿病患者可以采用自我缩肛疗法预防便秘。通过肛门节律性的收缩运动，刺激肠壁感觉神经末梢，使直肠加强运动，产生便意。

口服降糖药，
并非适宜所有糖尿病患者

一般情况下，如果不能通过饮食和运动达到控制血糖的目的，糖尿病患者才会需要用药物来控制血糖。但口服降糖药并非适宜所有的糖尿病患者，不同种类的降糖药各有特色，因此药物的选择一定要讲个体化，要用最适合自己的药物。

治疗糖尿病常用的口服药主要有磺脲类、双胍类、α-糖苷酶抑制剂类、格列奈类、胰岛素增敏剂和近几年新上市的二肽基肽酶-4抑制剂等。它们根据不同的作用机制分为不同的类别。

常用口服降糖药

类别	作用机制	常用药物
磺脲类	促进胰岛素分泌	第二代药物：格列本脲、格列吡嗪、格列齐特、格列喹酮 第三代药物：格列美脲
格列奈类	促进胰岛素第一时间分泌，降低餐后血糖	瑞格列奈、那格列奈、米格列奈钙
二肽基肽酶-4抑制剂	双重调节 β 细胞和 α 细胞	西格列汀、维格列汀、沙格列汀
胰岛素增敏剂类	增强胰岛素受体亲和力，增加亲和力受体的数量，提高胰岛素敏感性与利用度，改善胰岛素抵抗，稳定血糖	罗格列酮、吡格列酮
双胍类	促进葡萄糖利用，抑制肝糖原分解	二甲双胍
α-糖苷酶抑制剂类	延缓葡萄糖吸收，控制餐后血糖	阿卡波糖、伏格列波糖、米格列醇

适宜口服降糖药的人群

降糖药各有优缺点，不同种类的降糖药适用于不同的人群，其不良反应也各不相同。

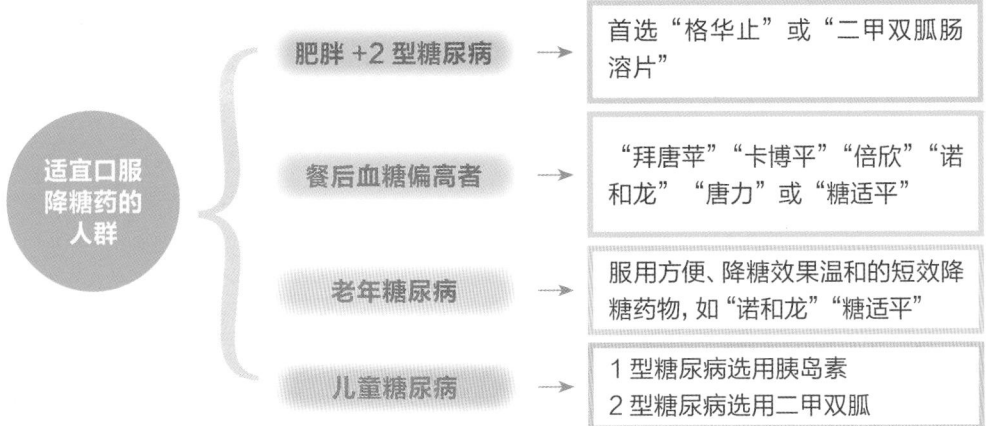

适宜口服降糖药的人群		
肥胖 +2 型糖尿病	→	首选"格华止"或"二甲双胍肠溶片"
餐后血糖偏高者	→	"拜唐苹""卡博平""倍欣""诺和龙""唐力"或"糖适平"
老年糖尿病	→	服用方便、降糖效果温和的短效降糖药物，如"诺和龙""糖适平"
儿童糖尿病	→	1 型糖尿病选用胰岛素 2 型糖尿病选用二甲双胍

正确的服药方法

根据血糖逐渐调整服降糖药的剂量，服至该药的最大有效剂量。血糖控制仍不满意要及时联合应用其他药物，但不要同时应用两种同类药物。当一种降糖药物用到中等剂量尚不能良好控制高血糖时，应该在医生的指导下开始联合 2 种甚至 3 种口服降糖药。

糖尿病患者
频繁换药不可取

糖尿病是不断发展的进行性疾病，在疾病的不同阶段应该使用最适合这一阶段的药物进行治疗，但这并不意味着糖尿病患者要频繁换药。

对糖尿病患者来说，名目繁多的药物使他们眼花缭乱、不知所从。有的患者不考虑自己的实际情况，听说某人吃某种药感觉好，自己就买来试。渴望通过频繁更换药物，寻找到灵丹妙药来根治糖尿病，结果不但愿望没有实现，还会出现严重的不良反应。

原因 1

患者在血糖控制良好的情况下，盲目地频繁更换药物，会造成血糖不稳定，或高或低。如果服用了作用过强且持续时间较长的某些药物，患者很容易出现低血糖反应。尤其是老年患者，由于其机体的反应能力较差，常会出现低血糖昏迷。急性发生的低血糖反应还可以使患者出现如心慌、颤抖、头晕、乏力、饥饿感等症状。

原因 **2**

降糖药物要发挥降糖作用，必须要达到一定的血药浓度。较长时间服用某种药物，该药物的血药浓度往往是恒定的。如果频繁更换降糖药物，必然会影响原先应用药物的血药浓度，影响降糖效果。新换的药物若剂量掌握不好，同样会造成血糖波动，给血糖达标造成不利影响。

哪些糖尿病患者
需要胰岛素治疗

胰岛素是目前治疗糖尿病最有效的方法之一，也受到很多患者的青睐。但也有很多患者盲目接受胰岛素治疗。专家表示：并不是所有患者都可使用胰岛素治疗，胰岛素只适合下面几类人群。

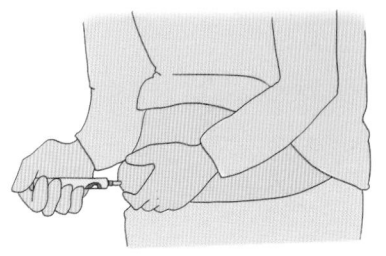

1 型糖尿病患者

该型糖尿病患者体内分泌胰岛素的胰岛 β 细胞被完全破坏，彻底丧失分泌胰岛素的功能。如果不通过注射的办法向体内补充胰岛素，该型糖尿病患者体内就要出现严重的代谢紊乱如酮症酸中毒，并进而发展至昏迷或死亡。

早期强化治疗的患者

研究人员发现，给新诊断的 2 型糖尿病患者使用为期 2 周的强化胰岛素治疗，可让患者的胰岛 β 细胞充分休息一段时间，之后能更好地分泌胰岛素。这样可使患者在 3 年内不需要任何药物，仅通过控制饮食和运动就能维持理想的血糖水平。

"久病"的患者

多数 2 型糖尿病患者在患病 8 年后就不能仅靠口服降糖药治疗，此时血糖如果难以得到满意地控制，就会加速由高血糖所导致的糖尿病并发症进程。因此，从减少并发症、延长患者寿命的角度上讲，当疾病进展到一定的阶段，也必须用胰岛素。

有并发症的 2 型糖尿病患者

胰岛素是生物体内的天然物质，是目前所有的降糖药中最安全的药物。糖尿病患者在需要使用胰岛素时，应该毫不犹豫地接受胰岛素治疗，否则就会有生命危险，或因血糖控制不好而使生活质量受到严重影响，甚至缩短寿命。

糖尿病孕妇

虽然口服降糖药物可以控制糖尿病孕妇的高血糖，但药物对胎儿是否有影响却没有临床试验的证据。而胰岛素是生物体内自然的激素，它的安全性是可靠的。

当糖尿病
遭遇低血糖

有的"糖友"认为血糖控制到越低越好，其实，这是一个非常错误的观点。高血糖一时半会儿不会要人命，而低血糖的危害比高血糖要来得急、来得快。严重的低血糖甚至会导致昏迷，危及生命。因此，控制血糖应平稳达标，避免大起大落，且特别要注意预防低血糖。

稍不注意就会发生低血糖

低血糖是糖尿病患者常见的急性并发症，通常当血糖小于等于2.8mmol/L时被称为低血糖。临床上，经常会遇到糖尿病患者发生低血糖时因昏迷而需要急救。

饮食不当：糖尿病患者要正确地节制饮食，但节制饮食不当可以引起低血糖。比如说，在降糖治疗的过程中，突然减少饮食，而降糖药物却未做相应调整，从而导致低血糖。

低血糖

药物影响：无论是用口服降糖药还是注射胰岛素，如果降糖药物的剂量过大会引起低血糖。值得提醒的是，一些中药降糖药未标明其含有西药降糖药的成分和剂量，使患者误认为中药不会引起低血糖，而常常使一些病情较轻，愿意用"中药"治疗的患者服用后出现低血糖症状。

运动过量：在治疗过程中合理地运动有助于降糖，但运动量过大则会消耗较多的葡萄糖，若不相应减少降糖药物则容易引起低血糖。

低血糖的到来并非悄无声息

　　肚子饿了，有饥饿感的时候，就说明有轻度的低血糖反应，除此之外，还可能有出汗、手抖、心慌、面色苍白、饥饿感、烦躁等症状；重度则表现为狂躁不安、抽搐、惊厥甚至昏迷死亡。老年人发生低血糖还容易诱发心律失常、心绞痛、心肌梗死以及脑血管意外等并发症而危及生命。

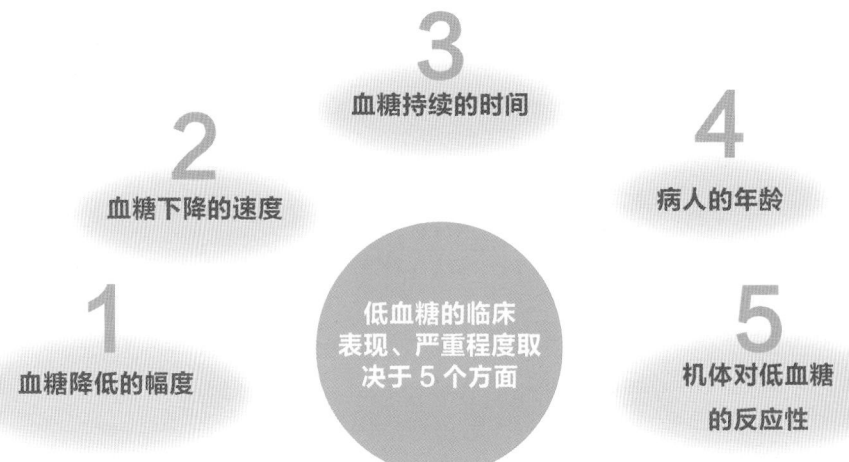

3 血糖持续的时间

2 血糖下降的速度

1 血糖降低的幅度

低血糖的临床表现、严重程度取决于 5 个方面

4 病人的年龄

5 机体对低血糖的反应性

随身携带含糖食物及时应对低血糖

　　糖尿病患者在饥饿的时候，会出现手抖、冒冷汗、心慌、面色苍白等低血糖症状，此时应该立即寻找含糖量高的食物补充糖分。所以，一旦出现低血糖，糖尿病患者应学会自我处理，保持镇静，勿惊慌。下面给出几点建议：

◎　确定或怀疑为低血糖后，应立即喝糖水或含糖饮料（如椰子汁），及时纠正低血糖现象。

◎　15 分钟后，再测血糖，如果血糖还是低于 3.9mmol/L，应再次进食。

◎　如低血糖症状消除，但距离下一餐还有 1 小时以上，还应再次进食。

◎　如出现神志不清、突发昏迷等严重情况，应及时送医院注射葡萄糖。

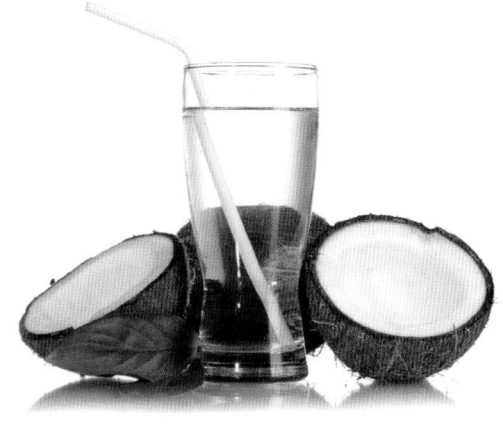

一点就通，
特效穴防治糖尿病

糖尿病，中医谓之"消渴"，自古理法方药诊疗详备。而推拿是中医防治糖尿病方法中一种疗效肯定、不良反应小的理疗方式，有助于改善高血糖。

选取特定穴位后，通过合理的推拿手法可增加胰岛素的分泌，使糖的吸收减少，还能调整中枢神经系统，使糖尿病的代谢维持在正常水平，通过对穴位的良性刺激，可以加速糖的利用率。除此之外，更可以改善微循环，预防并发症。

以下为大家介绍防治糖尿病的特效穴，搭配按摩手法，长期坚持按摩，可以纠正高血糖，防治糖尿病及其并发症。

压揉承浆穴

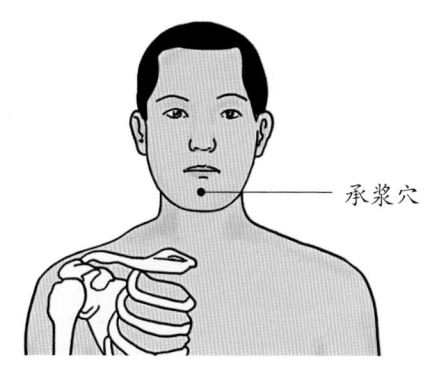

承浆穴

【取穴】承浆穴位于面部，当颏唇沟的正中凹陷处。

【操作】取坐位，用拇指指尖压住承浆穴，先顺时针压揉 36 圈，再逆时针压揉 36 圈，以感觉酸胀为度。

【功效】承浆穴能帮助糖尿病患者消除烦渴症状。当患者出现口渴、多饮时，可以压揉此穴。

掐揉鱼际穴

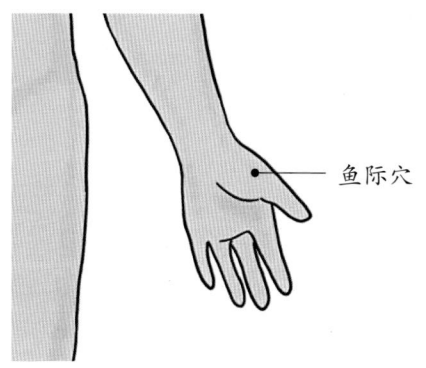

鱼际穴

【取穴】鱼际穴位于第 1 掌骨中点桡侧，赤白肉际处。

【操作】取坐位，拇指按于鱼际穴上，其余四指拖住手背，掐揉 1 ~ 3 分钟。

【功效】"消渴"中的"上消"跟肺阴不足、肺热有关，表现为多饮，宜清热润肺、生津止渴，可掐揉鱼际穴。

按压阳池穴

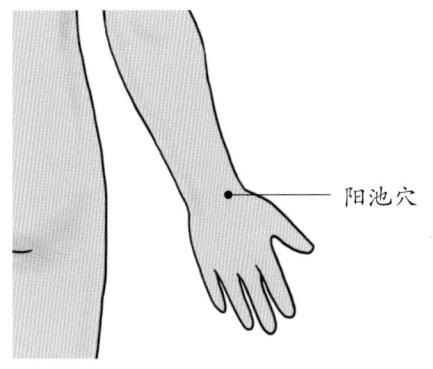

阳池穴

【取穴】阳池穴位于腕背横纹中，当指伸肌腱的尺侧缘凹陷处。

【操作】先以一只手的中指按压另一手的阳池穴，按压 1 ~ 2 分钟，再交换过来按压 1 ~ 2 分钟。

【功效】经常点按阳池穴有利于人体胰岛素的分泌，对"消渴"有很好的疗效。

按揉关元穴

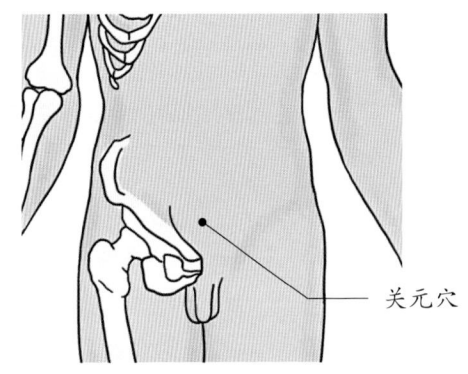

关元穴

【取穴】关元穴位于下腹部，前正中线上，脐中下四横指左右处。

【操作】取仰卧位，用双手拇指分别点按在关元穴上，先以顺时针的方向揉按 1 分钟，再以逆时针的方向揉按 1 分钟。

【功效】"消渴"中的"下消"跟肾阴不足、肾虚有关，其症表现为多尿，按揉关元穴可滋阴固肾。

掌摩神阙穴

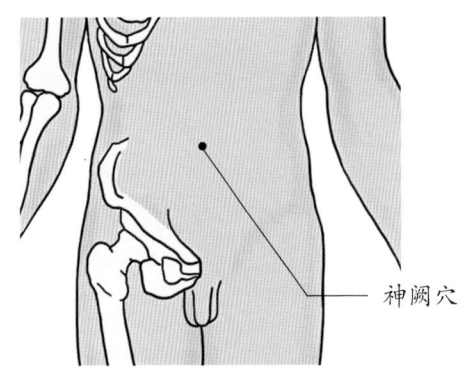

神阙穴

【取穴】神阙穴位于肚脐正中央。

【操作】取仰卧位，全掌着力于神阙穴，先顺时针方向掌摩 50 次，再逆时针掌摩 50 次，以肚脐发热为度。

【功效】神阙穴是糖尿病的一个穴位反应点，刺激此穴能有效调控血糖。神阙穴通过任、督、冲、带四脉，适当推拿还能增强机体免疫力。

点揉胰俞穴

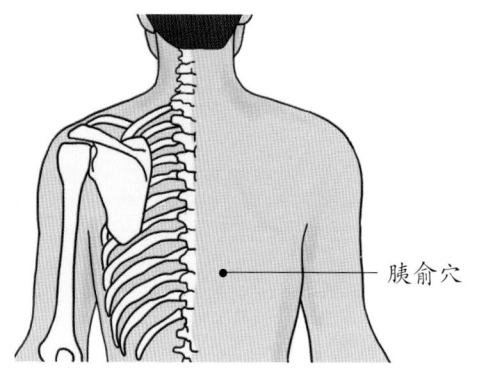

胰俞穴

【取穴】胰俞穴位于背腰部，第8胸椎棘突下，旁开1.5寸处。

【操作】取俯卧位，将拇指指腹放在胰俞穴上，适当点揉1分钟，以酸胀为佳。

【功效】胰俞是经外奇穴，它是治疗"消渴"的经验效穴，位于足太阳膀胱经的循行路线上，点揉这个穴位可以有效地刺激胰岛素分泌。

掌推肾俞穴

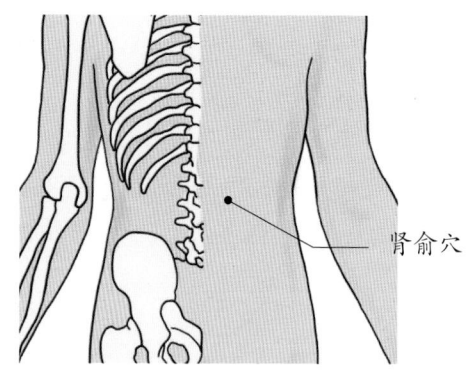

肾俞穴

【取穴】肾俞穴位于人体的腰部，第2腰椎棘突下，旁开1.5寸处。

【操作】取俯卧位，用掌根着力于肾俞穴，从下往上直推50～100次，以皮肤发红为度。

【功效】肾俞穴内应肾脏，是肾气输转之所，适当刺激此穴可改善肾脏血液循环，活跃肾功能，缓解因肾功能异常造成的糖尿病患者多尿的症状。

点按血海穴

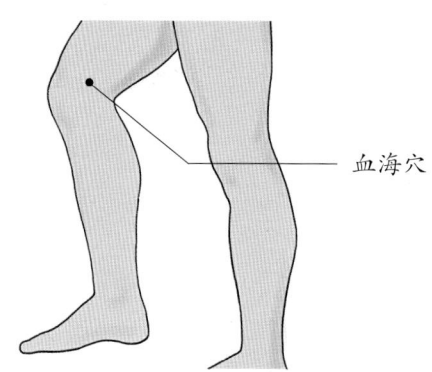

血海穴

【取穴】血海穴位于股前区，髌底内侧端上方2寸处，股内侧肌隆起处。

【操作】取坐位，用拇指指腹点按血海穴，点按1～3分钟，以感觉酸胀为度。

【功效】血海穴为脾经气血聚集之处，能调节血量。刺激此穴能活血化瘀，改善微循环，有效预防糖尿病引起的血管病变。